图解一针疗法

主编 郭长青 郭妍 芦娟

中国科学技术出版社
·北京·

图书在版编目（CIP）数据

图解一针疗法 / 郭长青，郭妍，芦娟主编 . — 北京 : 中国科学技术出版社，2022.3

ISBN 978-7-5046-9203-0

Ⅰ . ①图… Ⅱ . ①郭… ②郭… ③芦… Ⅲ . ①针灸疗法—图解 Ⅳ . ① R245-64

中国版本图书馆 CIP 数据核字 (2021) 第 192065 号

策划编辑	韩　翔　于　雷
责任编辑	延　锦
文字编辑	秦萍萍
装帧设计	佳木水轩
责任印制	徐　飞

出　　版	中国科学技术出版社
发　　行	中国科学技术出版社有限公司发行部
地　　址	北京市海淀区中关村南大街 16 号
邮　　编	100081
发行电话	010-62173865
传　　真	010-62179148
网　　址	http://www.cspbooks.com.cn

开　　本	889mm×1194mm　1/32
字　　数	248 千字
印　　张	11
版　　次	2022 年 3 月第 1 版
印　　次	2022 年 3 月第 1 次印刷
印　　刷	天津翔远印刷有限公司
书　　号	ISBN 978-7-5046-9203-0 / R·2790
定　　价	49.80 元

编著者名单

主　编　郭长青　郭　妍　芦　娟

副主编　马薇薇　朱文婷

编　者（以姓氏笔画为序）

王军美　尹孟庭　冯小杰　邢龙飞

刘　聪　许　悦　杨　梅　张　典

张　茜　陈烯琳　胡庭尧

内容提要

本书由北京中医药大学针灸推拿学院、中国中医科学院资深专家、教授根据多年的针灸教学经验与临床实践精心撰写而成。全书共7章，分门别类地对各种内科、皮肤科、外科、妇科、男科、儿科及五官科疾病的单穴治疗方法进行了详细介绍，并对腧穴的标准定位及操作方法展开了具体阐述。书中内容通俗易懂、图文并茂，方法简单易行，切合实际，使用方便，对从事针灸临床、教学、科研工作的人员及中医爱好者有很强的参考价值。

前　言

　　针灸是中医学的重要组成部分，其在中医基础理论的指导下，运用各种刺激手段（如针刺、艾灸、拔罐、刮痧、按摩等），作用于经络或腧穴上，以达到防治疾病的目的。针灸在中国几千年的历史长河中，为保障劳动人民的健康发挥了巨大作用。

　　针灸疗法一向以操作简单、见效迅速著称，而应用单穴治疗疾病应该是最基本的治疗方法。古人的针灸取穴较为简单，在流传下来的历代针灸歌赋中，单穴独用占了很大的比重，如《四总穴歌》中提出，"肚腹三里留，腰背委中求，头项寻列缺，面口合谷收"等。腧穴具有特异性，不同的穴位有着不同的适应证，单穴疗法，不仅可以节约诊疗时间，而且可以减轻患者的痛苦，因此越来越受到重视。在此背景下，作者根据自身多年的临床实践，并结合前人的宝贵经验，编写了本书。从内科、外科等7个科室中常见疾病的腧穴选取及其标准定位和操作方法进行论述，以期能够为针灸临床工作者提供一些帮助。

编著者

目　录

第1章 内科疾病

感 冒

感冒，是指风邪侵袭人体后引起的以头痛、鼻塞、流涕、喷嚏、恶寒、发热等为主要临床表现的常见外感疾病。一般轻者称为"伤风"，重者称为"重伤风"，属于现代医学"上呼吸道感染"的范畴。若病情较重，在一个时期内，不分男女老少，广泛流行，且证候相似的，称为"时行感冒"，属于现代医学"流行性感冒"的范畴。

❀ 液门

【定位】 在手背部，当第4、5指间，指蹼缘后方赤白肉际处（图1-1）。

【操作】

针刺法：患者取坐位或仰卧位，常规消毒后，用1.5寸毫针沿4、5掌骨间隙刺入约1寸，施以提插捻转手法，待患者局部有明显针感后，留针15~30分钟。若一侧针感不明显，可再刺另一侧。

❀ 大椎

【定位】 在颈后区，当第7颈椎棘突下凹陷处（图1-2）。

【取穴】 坐位低头，项后脊柱最上方可见一隆起，且能随颈部左右摆动而转动，为第7颈椎，其下缘凹陷处即是。

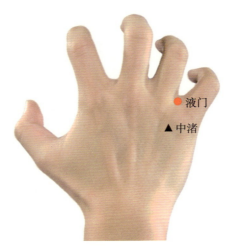

▲ 图1-1　液门穴

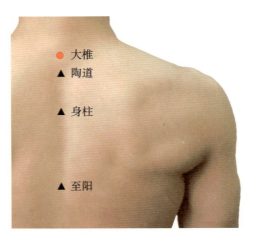

▲ 图1-2　大椎穴

【操作】

*刺络拔罐法：*患者取侧卧位，两腿屈曲，双手抱头，使颈部和胸部最大限度向前屈曲，常规消毒后，用三棱针快速点刺 2～3 下，立即在针刺部位拔火罐，以溢血为度，留罐 5～10 分钟。若病情不减，在原部位连续施术 1～2 次，待症状消除停止。

❀ 风池

【定位】　在项部，当枕骨之下，与风府相平，胸锁乳突肌与斜方肌上端之间的凹陷处（图 1-3）。

【取穴】　患者俯伏坐位，医者以拇、食指从枕骨粗隆两侧向下推按，至枕骨下缘凹陷处与乳突之间，即斜方肌与胸锁乳突肌之间，用力按之有酸胀麻感处即是。

【操作】

(1) *穴位注射法：*患者取坐位或俯卧位，常规消毒后，用注射器

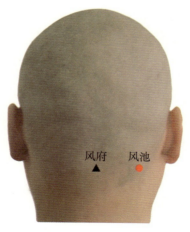

▲ 图 1-3　风池穴

抽取鱼腥草注射液和板蓝根注射液各 2 毫升，快速将针头刺入穴位，待患者局部有明显得气感后，若回抽无血，则缓慢注入药液 1.5 毫升（每穴量），隔日 1 次。

(2) **药敷法**：患者取坐位，将新鲜大蒜去皮，切成厚约 3 毫米的薄片，先在腧穴处涂少许凡士林，然后贴上蒜片，外用纱布覆盖，胶布固定，2～4 小时后取下，每日 1 次，局部起疱者无须处理。

❀ **风门**

【**定位**】 在背部，当第 2 胸椎棘突下，旁开 1.5 寸（图 1-4）。

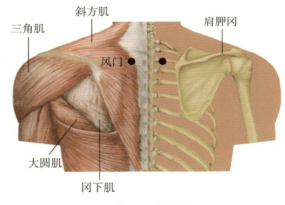

▲ **图 1-4** 风门穴

【**取穴**】 依大杼穴标准定位法先确定第 7 颈椎，由此往下推 2 个椎骨，该椎棘突下旁开食中 2 横指处即是。

【**操作**】

温针灸法：患者取坐位，常规消毒后，用 1.5 寸毫针快速斜刺 0.8～1 寸，待有酸、麻、胀等感觉后，在针柄上加艾条，留针 20 分钟左右，每日 1 次。

🌸 合谷

【定位】　在手背，第 1、2 掌骨间，当第 2 掌骨桡侧中点处（图 1-5）。

【取穴】　①拇、食指张开，使虎口拉紧，另一手的拇指关节横纹压在虎口上，拇指关节向前弯曲压在对侧的拇、食指指蹼上，拇指尖所指处即是。②拇、食指并拢，两指掌骨间有一肌肉隆起（骨间背侧肌），隆起肌肉的顶端即是。

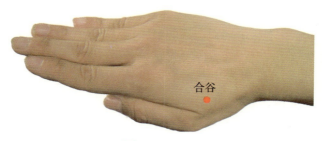

▲ 图 1-5　合谷穴

【操作】

(1) 针刺法：患者取坐位或仰卧位，微握拳，常规消毒后，用 1 寸毫针快速直刺 0.3～0.5 寸。根据吐纳补泻法，实证者，针刺得气后医者在患者用嘴吸气时按顺时针方向运针，用鼻子呼气时按逆时针方向运针，每次运针 6 次；虚证者，针刺得气后嘱患者自然呼吸，医者按顺时针方向运针 9 次，每运针 3 次让患者深吸气，随后深呼出。留针 30 分钟，每 10 分钟行针 1 次，每日 1 次，3 次为 1 个疗程。

(2) 穴位注射法：患者取坐位或仰卧位，常规消毒后，用注射器抽取安乃近 0.2～0.5 毫升，快速将针头刺入穴位，待患者局部有明显得气感后，若回抽无血，可缓慢注入药液，药量不宜过大，若患者出现麻木、疼痛等症状，卧床休息5分钟后即可消失。

空调病

长时间在空调环境下工作学习的人，因空气不流通，环境得不到改善，出现鼻塞、头昏、打喷嚏、耳鸣、乏力、记忆力减退等症状，或皮肤过敏的症状，如皮肤发紧、发干、易过敏，皮肤变差等。这类现象在现代医学上称之为"空调综合征"或"空调病"。

❀ 肺俞

【定位】 在背部，当第3胸椎棘突下，后正中线旁开1.5寸处（图1-6）。

【操作】

拔罐法：患者取俯卧位，在背部均匀涂以刮痧介质，选择大小

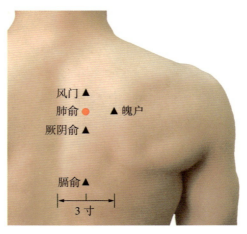

▲ 图1-6　肺俞穴

适宜的火罐，沿膀胱经两侧连续走罐 3～5 分钟，再将罐定于肺俞穴上，留罐 5～10 分钟，每日或隔日 1 次。

中　暑

中暑，是指在烈日或高温环境下活动，突然出现高热汗出或无汗、心慌、头晕、烦渴，甚则神昏、抽搐等症状的一种夏季常见疾病。轻者仅表现为头晕头痛、胸闷恶心、心烦、口渴，重者可出现高热汗出，或壮热无汗、烦躁，甚则猝然昏倒、神志不清、手足抽搐。

✿ 大椎

【定位】　在颈后区，第 7 颈椎棘突下凹陷处（图 1-7）。

【取穴】　坐位低头，项后脊柱最上方可见一隆起，且能随颈部左右摆动而转动，为第 7 颈椎，其下缘凹陷处即是。

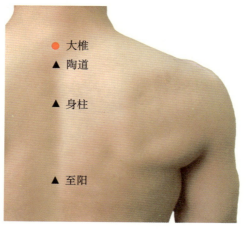

● 大椎
▲ 陶道
▲ 身柱
▲ 至阳

▲ 图 1-7　大椎穴

【操作】

　　针刺法：患者取俯卧位或端坐低头，向上斜刺 1 寸左右，待局部有明显针感后，施以捻转泻法，持续行针 1～2 分钟，使针感向周围及四肢扩散，留针 20～30 分钟，每 10 分钟行针 1 次，出针时摇大针孔。每日 1～2 次，一般 2 次即可痊愈。

✿ 合谷

【定位】　在手背，第 1、2 掌骨间，当第 2 掌骨桡侧中点处（图 1-8）。

【取穴】　①拇、食指张开，使虎口拉紧，另一手的拇指关节横纹压在虎口上，拇指关节向前弯曲压在对侧的拇、食指指蹼上，拇指尖所指处即是。②拇、食指并拢，两指掌骨间有一肌肉隆起（骨间背侧肌），隆起肌肉的顶端即是。

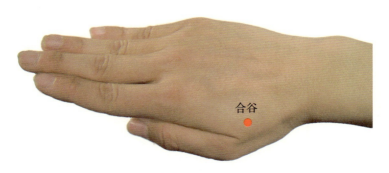

▲ **图 1-8　合谷穴**

【操作】

　　针刺法：患者取坐位或仰卧位，微握拳，常规消毒后，用 1.5 寸毫针沿第 2 掌骨侧向掌心斜刺 1 寸左右，施以捻转手法强刺激，待局部有明显酸胀感后，再施以提插手法 2～3 分钟，留针 20 分钟，每 5

分钟行针 1 次。每日 2～3 次，一般 3～5 次即愈。

❀ **中冲**

【**定位**】　在手中指末节尖端的中央，距指甲游离缘约 0.1 寸处（图 1-9）。

【**操作**】

点刺放血法：患者取仰卧位，常规消毒后，医者右手持细三棱针，拇、食两指捏住针柄，中指指腹紧靠针身下端，针尖露出 0.1～0.2 寸，对准穴位快速刺入，然后迅速退出，双手用力挤出少许血液，用干棉球拭净并按压片刻即可。

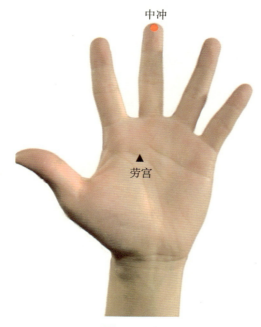

▲ **图 1-9**　中冲穴

❀ **委中**

【**定位**】 腘横纹中点，当股二头肌肌腱与半腱肌肌腱的中间（图 1-10）。

【**取穴**】 俯卧，微屈膝，腘窝横纹正中央，两筋之间即是。

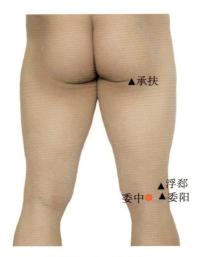

▲ **图 1-10　委中穴**

【**操作**】

点刺放血法：患者取俯卧位，伸直下肢，医者用手轻轻拍击穴周数次，让紫脉浮络充分暴露，常规消毒后，左手固定穴位，右手持三棱针，以委中穴为中心，在 0.3～0.4 厘米的直径范围内快速点刺，令其出血 5～10 毫升，一般以流出的血液颜色从深紫色转成红色为度，疗效显著。

支气管炎

支气管炎，是指发生在气管、支气管黏膜及其周围组织的，以长期咳嗽、咳痰或伴有喘息，并反复发作为主要临床表现的慢性非特异性炎症。患者连续 2 年出现咳嗽、咳痰或气喘等症状，每次持续 3 个月以上，称为"慢性支气管炎"。早期症状轻微，多在冬季发作，春暖后缓解；晚期炎症加重，症状可长年存在，不分季节。

❀ 大椎

【定位】　在颈后区，第 7 颈椎棘突下凹陷处（图 1–11）。

【取穴】　坐位低头，项后脊柱最上方可见一隆起，且能随颈部左右摆动而转动，为第 7 颈椎，其下缘凹陷处即是。

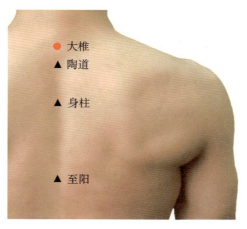

▲ 图 1–11　大椎穴

【操作】

针刺法：患者取俯卧位或端坐低头，常规消毒后，用 1.5 寸毫针向上斜刺约 1 寸，待局部有明显针感后，施以捻转泻法 1～2 分钟，留针 30 分钟，期间行针 1 次，每日 1 次。本法多用于由急性上呼吸道感染、急性气管炎、支气管炎、肺炎等呼吸系统急性感染引起，临床以咳嗽迁延不愈、干咳、少痰或多痰、咽痒等为主要表现的疾病。

❀ **天突**

【定位】 在颈前区，前正中线上，胸骨上窝中央（图 1–12）。

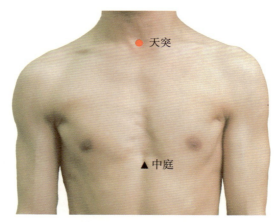

● 天突

▲ 中庭

▲ **图 1–12　天突穴**

【操作】

针刺法：患者取坐位仰头，常规消毒后，医者用左手将气管向后推移，针尖沿胸骨柄后缘缓慢刺入，施以刮法或捻转手法，不可提插，以患者局部有针感为度，留针 20～30 分钟，每 10 分钟行针 1 次，隔日 1 次。

❀ **鱼际**

【定位】 第 1 掌指关节后，约当第 1 掌骨中点桡侧，赤白肉际处（图 1–13）。

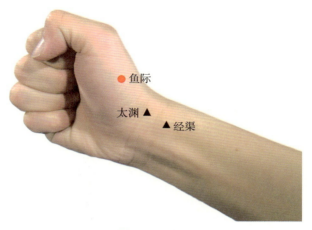

▲ 图 1-13　鱼际穴

【操作】

针刺法：患者取坐位，常规消毒后，用 1.5 寸毫针直刺约 1 寸，施以捻转手法，嘱患者深吸气，待局部有明显酸胀感后停止行针，留针 30 分钟，每 15 分钟行针 1 次。

❀ 肺俞

【定位】　在背部，当第 3 胸椎棘突下，后正中线旁开 1.5 寸处（图 1-14）。

【操作】

(1) 刺络拔罐法：常规消毒后，患者取俯卧位，用梅花针重叩两侧肺俞穴，以针孔略有血液渗出为度，或用三棱针点刺出血，加拔火罐，留罐 5～10 分钟，起罐后用消毒干棉球拭净血迹即可。

(2) 针刺法：患者取俯卧位，常规消毒后，用 1.5 寸毫针向脊柱方向斜刺，不宜过深，进针后施以捻转手法，以局部有酸胀感为度，

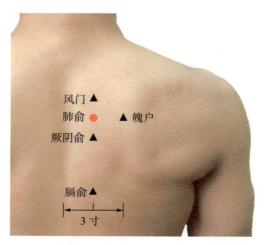

风门 ▲
肺俞 ● ▲ 魄户
厥阴俞 ▲

膈俞 ▲

3寸

▲ 图1-14 肺俞穴

留针20分钟，每5分钟行针1次。本法适用于慢性支气管炎。

✿ 膻中

【定位】 在胸部，当前正中线上，平第4肋间，两乳头连线的中点（图1-15）。

【操作】

(1) 穴位注射法：患者取仰卧位，常规消毒后，用注射器抽取丙酸睾酮12.5毫克，快速将针头斜刺入穴位，得气后若回抽无血，可缓慢注入药液。每周1次，10次为1个疗程，冬季和夏季各1个疗程，共2个疗程，本法适用于阳虚证。

(2) 药敷法：以杏仁、桃仁、栀子为基本方，久咳加白矾，寒咳加半夏、附子少许，肺部啰音久不消失者加白芥子。把基本方药与其他加减药物研成粉末后分别装瓶备用，施治时，每次取基本方药粉20克和对症药粉少许，加鸡蛋清调成糊状，用纱布包裹药糊（以

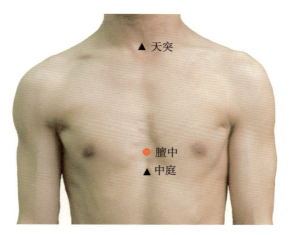

▲ 图 1-15 膻中穴

免药物散落）放在穴位上，外用胶布固定，每 24 小时换 1 次。

❀ 夹脊

【定位】 在背腰部，当第 1 胸椎至第 5 腰椎棘突下，后正中线旁开 0.5 寸，每侧 17 穴（图 1-16）。

【取穴】 从项后脊柱最上方突起的椎骨，向下推 1 个椎骨为第 1 胸椎；骨盆最宽点（髂结节）的连线与背部正中线相交处为第 5 腰椎。从第 1 胸椎依次至第 5 腰椎棘突下，后正中线旁开 0.5 寸处即是。

【操作】

穴位注射法：患者取坐位或俯卧位，常规消毒后，用注射器抽取维生素 B_1 注射液 100 毫克、胎盘注射液 2 毫升，在华佗夹脊穴（从上至下）施行穴位注射。隔日 1 次，10 次为 1 个疗程，每年在夏季治疗 1 个疗程。

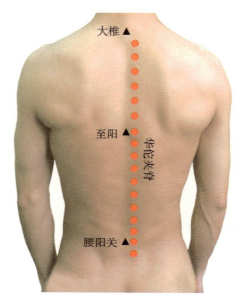

▲ 图1-16 夹脊穴

哮 喘

哮喘，是指以发作性喉间哮鸣、呼吸困难，甚则喘息不能平卧为特点的过敏性疾病。哮为喉中哮鸣，喘为呼吸困难，两者在临床上常同时发生。临床上，急慢性支气管炎、肺气肿、肺心病、心力衰竭等疾病均可出现哮喘，尤以支气管哮喘为著。哮喘是一种反复发作性疾患，较难治愈，属中医学"哮病"范畴。

❀ 清喘

【定位】 在颈前区，当廉泉与天突之间，环状软骨正中下方凹陷处，触之有抵触感（图1-17）。

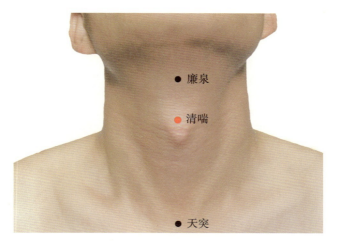

▲ 图 1-17　清喘穴

【操作】

　　针刺法：患者取坐位仰头，常规消毒后，用 1 寸毫针直刺 0.2 寸，震颤 5 秒，可即刻止喘。若 5 秒后未止喘，可将针提至皮下，先向左斜刺 0.5 寸，提插 3 次；再将针提至皮下，向右斜刺 0.5 寸，提插 3 次；将针提至皮下，向下斜刺 0.3 寸，施以震颤法，同时嘱患者全身放松深呼吸，1 分钟左右即可止喘。

✿ 定喘

【定位】　在颈后区，当第 7 颈椎棘突下，后正中线旁开 0.5 寸处（图 1-18）。

【操作】

　　穴位注射法：患者取俯卧位或端坐低头，取盐酸消旋山莨菪碱注射液 3 毫克，用生理盐水稀释至 1 毫升，常规消毒后，用注射器抽取药液，在定喘穴缓慢进针，待局部有针感后，若回抽无血，可

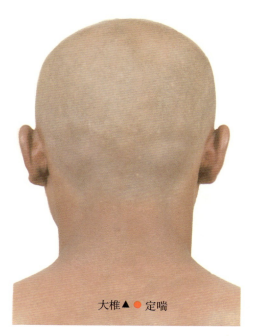

大椎▲ ●定喘

▲ 图 1-18　定喘穴

缓慢注入药液，每日 1 次，两侧交替进行。

❀ **孔最**

【**定位**】　在前臂掌面桡侧，当尺泽与太渊连线上，腕横纹上 7 寸处（图 1-19）。

【**操作**】

刺灸法：患者取坐位或仰卧位，常规消毒后，用 2 寸毫针直刺 1.5 寸左右，施以提插捻转手法，待患者自觉局部有明显酸、麻、重、胀感后即可出针。然后用拇指大小艾炷，隔姜灸双侧孔最穴 3～5 壮，以局部皮肤温热为度。每日 1 次，10 次为 1 个疗程。

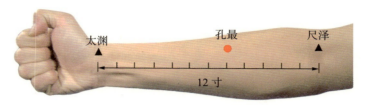

▲ 图 1-19　孔最穴

❀ 涌泉

【定位】　在足底部，卷足时足前部凹陷处，约当足底 2、3 趾趾缝纹头端与足跟连线的前 1/3 与后 2/3 的交点上（图 1-20）。

【取穴】　仰卧，五趾跖屈，再屈足掌，足心前部正中凹陷处即是。

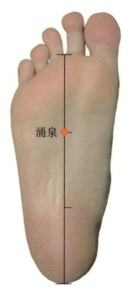

▲ 图 1-20　涌泉穴

【操作】

药敷法：取百部 30 克，杏仁、栀子各 10 克，白胡椒、白芥子各 3 克，上 5 味共研成细末后，以鸡蛋清调成糊状，分成 5 等份，分别敷于涌泉穴及足背涌泉穴相对应的位置、膻中穴，外用纱布或胶布固定，12 小时后去药，隔 12 小时可再敷。若局部出现疱疹，应停止用药，1 周后可续敷。

❀ **肺俞**

【定位】 在背部，当第 3 胸椎棘突下，后正中线旁开 1.5 寸处（图 1-21）。

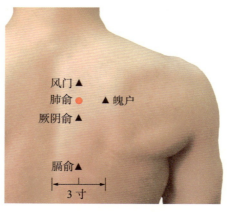

▲ **图 1-21 肺俞穴**

【操作】

(1) **穴位注射法**：患者取俯卧位，常规消毒后，用注射器抽取适当药液，快速将针头刺入穴位，缓慢向脊柱方向斜刺，待患者局部有明显得气感，若回抽无血，即可缓慢注入药液，每日 1 次。

(2) **刺络拔罐法**：患者扶椅背倒坐，常规消毒后，用梅花针叩打穴区皮肤至轻微出血，或用细三棱针快速点刺出血，然后加拔火罐，留罐 5～10 分钟，出血量 5～10 毫升，起罐后拭净血迹即可。每周 2 次，5～10 次为 1 个疗程。

❀ 扶突

【定位】　在颈外侧部，结喉旁，当胸锁乳突肌的前、后缘之间。

【取穴】　喉结最高点向外旁开 4 横指（即手指同身寸 3 寸）处即是（图 1-22）。

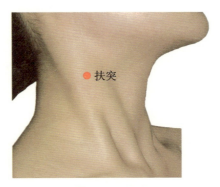

▲ 图 1-22　扶突穴

【操作】

针刺法：患者取坐位或仰卧位，颈部转向对侧约 45°，同时头向后仰约 30°，常规消毒后，用 1 寸毫针，针尖稍偏向后下方快速刺入 0.5～0.7 寸，得气后留针 20 分钟。

❀ 鱼际

【定位】　第 1 掌指关节后，约当第 1 掌骨中点桡侧，赤白肉际处（图 1-23）。

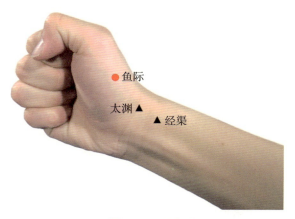

▲ 图 1-23 鱼际穴

【操作】

(1) 针刺法：患者取坐位或仰卧位，常规消毒后，用 1 寸毫针，针尖向掌心方向快速斜刺约 0.5 寸，待患者自觉局部有明显酸、麻、胀等针感后，留针 20～30 分钟，每 5 分钟行针 1 次，每次仅针刺单侧穴位，左右交替使用。每日 1 次，或每次发作时针刺 1 次，10 次为 1 个疗程。

(2) 埋线法：患者取坐位或仰卧位，常规消毒后，将 1 厘米长羊肠线装入腰穿针孔管内，快速将针身刺入穴位内，待局部有酸、麻、胀感时，将羊肠线缓慢送入穴内，出针后用消毒干棉球在针孔处轻揉片刻即可，不必覆盖纱垫。每 2 周 1 次，轻者 1～2 次即愈，重者 4～5 次可愈。

🌸 内关

【定位】 在前臂掌侧，腕横纹上 2 寸，掌长肌腱与桡侧腕屈肌腱之间（图 1-24）。

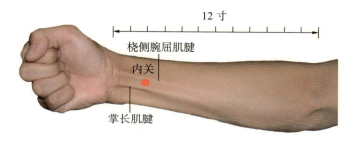

▲ 图 1-24　内关穴

【操作】

针刺法：患者取仰卧位，常规消毒后，用 1.5 寸毫针直刺 1 寸左右（针刺规律为男先左，女先右），两侧分别采用补泻手法，虚证者先补后泻，实证者先泻后补。补侧针刺部有酸麻感，以触电样反应传至肩胛部后骤然消失为度，随即迅速退针；泻侧针刺部位产生胀痛感，以渐达至肩胛部为度。留针 3 分钟，再将针捻转、提插各 7 次，留针 3～5 分钟。若症状消失或明显减轻，则可出针，否则再按上述手法，反复进行捻转和提插。针对病灶较深，或伴有呼吸衰竭，或有精神疾病的患者，若反复捻转提插 6 次仍未能达到治疗目的，应以退针为宜，隔日再行治疗。

❀ 丰隆

【定位】　在小腿前外侧，当外踝尖上 8 寸，条口外，距胫骨前缘 2 横指（图 1-25）。

【取穴】　正坐屈膝，外膝眼（犊鼻）与外踝前缘平外踝尖处连线的中点，距胫骨前脊约 2 横指处即是。

【操作】

针刺法：患者取坐位，局部皮肤（以丰隆为主，酌情配以内关

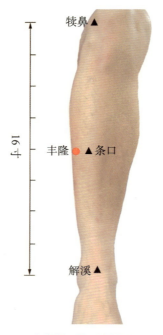

犊鼻 ▲

16 寸

丰隆 ● ▲条口

解溪 ▲

▲ 图 1-25　丰隆穴

穴）常规消毒后，用 1.5 寸毫针快速直刺约 1 寸，施以平补平泻法，得气后留针 20～30 分钟，每 10 分钟行针 1 次，每日 1 次。

高血压病

高血压病，是指在静息状态下动脉收缩压和舒张压增高（≥140/90 毫米汞柱），常伴有脂肪和糖代谢紊乱，或心、脑、肾和视网膜等器官出现功能性或器质性改变，以器官重塑为主要特征的全身性疾病。休息 5 分钟以上，2 次以上非同日测得的血压≥ 140/90毫米汞柱时，可以诊断为高血压。

❀ 人迎

【定位】　在颈部，横平喉结，当胸锁乳突肌前缘，颈总动脉搏动处（图 1-26）。

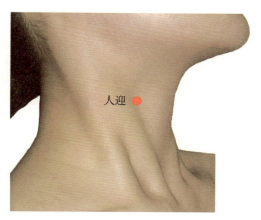

▲ 图 1-26　人迎穴

【操作】

针刺法：患者取仰卧位，直刺 8～20 毫米，可见针体随动脉搏动而摆动，以小幅度（＜ 180°）高频率（120～160 次/分钟）捻转手法行针 1 分钟，再行针半分钟，留针 30 分钟。

❀ 降压穴

【定位】　在足内侧，内踝下 2 寸（图 1-27）。

【操作】

针刺法：患者取坐位或仰卧位，常规消毒后，用 2 寸毫针直刺 1 寸左右，施以提插手法，要求刺激到足底内侧神经，使足掌侧出现触电样针感，每日 1 次。

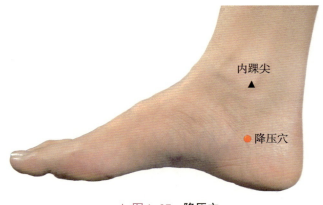

▲ 图1-27　降压穴

❀ **太冲**

【定位】　在足背部，当第1、2跖骨间隙的后方凹陷处（图1-28）。

【取穴】　足背，从第1、2趾间缝纹头向足背推，至其两骨联合前缘凹陷中（约缝纹头上2横指）处即是。

【操作】

针刺法：患者取坐位或仰卧位，常规消毒后，用1寸毫针向涌泉穴方向斜刺（与皮肤成45°）0.5～0.8寸，施以捻转和震颤手法中强刺激，以泻法为主，使针感向近心端放射，得气后留针20分钟，每5～10分钟行针1次。

❀ **大椎**

【定位】　在颈后区，第7颈椎棘突下凹陷处（图1-29）。

【取穴】　坐位低头，项后脊柱最上方可见一隆起，且能随颈部左右摆动而转动，为第7颈椎，其下缘凹陷处即是。

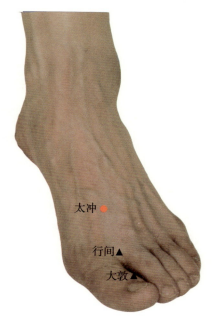

▲ 图 1-28　太冲穴

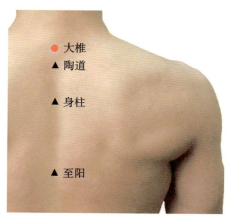

▲ 图 1-29　大椎穴

【操作】

(1) 针罐法：患者取俯卧位，常规消毒后，用 2 寸毫针直刺 1～1.5 寸，待局部有下窜感时，在针柄上捏放一酒精棉球并点燃，及时叩上火罐，留罐 20 分钟。隔日 1 次，10 次为 1 个疗程，间隔 7 日再行第 2 个疗程，以 3 个疗程为限。本法有即刻降压的作用，减轻或消除高血压症状的效果较好，有效率男性高于女性，青壮年高于老年，体力劳动者高于脑力劳动者，患病时间短者高于患病时间长者。

(2) 刺络拔罐法：患者取坐位，常规消毒后，先用三棱针在大椎穴上横划 1 厘米长的痕迹，以划破皮肤并有少量血液渗出为度，然后用闪火法迅速拔火罐于穴位上，留罐 5～15 分钟，起罐后用干棉球拭净血际，再敷盖纱布，用胶布固定，以防感染。每周 1 次（每次治疗时应在原处稍上或下处操作），5 次为 1 个疗程，一般 1 次即有明显疗效，3 次血压即可稳定，5 次无效者则改用他法。

❀ 曲池

【定位】 在肘横纹外侧端，屈肘，当尺泽与肱骨外上髁连线的中点（图 1–30）。

【取穴】 仰掌屈肘成 45°，肘关节桡侧，肘横纹头即是。

【操作】

(1) 针刺法：患者取坐位或仰卧位，常规消毒后，用 2 寸毫针快速直刺 1.5 寸左右，给予中强度刺激，得气后施以提插和轻度捻转手法，使酸胀感逐步加重，以针感向上、下放射为佳，直至患者症状明显减轻或消失，留针 15～20 分钟。

(2) 旋磁法：患者取坐位，采用旋转式磁疗器，在 1 只小电机上

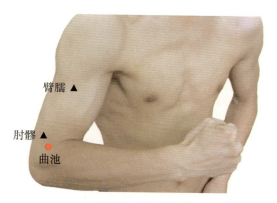

▲ 图 1-30　曲池穴

安装直径 3 厘米的圆盘 1 个，两端固定重量相等的铝镍汞磁铁，磁强 400～600 高斯，2 个圆盘固定于患者双侧穴位，负载后每分钟转速为 1700 转。

🌸 耳尖

【定位】　在耳郭的上方，当折耳向前，耳郭上方的尖端处。

【取穴】　将耳郭向耳屏对折，其上端最高点即是（图 1-31）。

【操作】

点刺放血法：患者取坐位，常规消毒后，用细三棱针或 6 号注射器针头，快速点刺入穴位 0.1～0.2 寸，然后迅速退出针器，每侧穴位放血 8～10 滴，若出血不畅，可用双手轻挤片刻，完毕后用稀释碘酒常规消毒针孔，15 分钟后复查血压。

🌸 劳宫

【定位】　在手掌心，当第 2、3 掌骨之间，偏于第 3 掌骨，握拳屈指时中指尖处（图 1-32）。

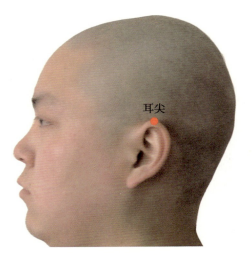

▲ 图 1-31　耳尖穴

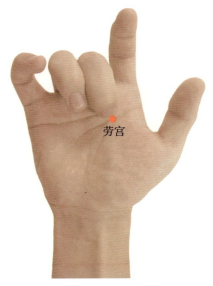

▲ 图 1-32　劳宫穴

【取穴】　半握拳，食、中、无名及小指轻压掌心，以中指、无名指端切压在掌心横纹上，此两指之间即是。

【操作】

针刺法：患者取坐位，常规消毒后，用 1 寸毫针快速直刺入劳宫穴，深度以直达掌背真皮而针刺受阻时为止，轻微向前捻转，得气后留针 15～20 分钟，期间行针 2～3 次，每日 1 次。

❀ 内关

【定位】　在前臂掌侧，腕横纹上 2 寸，掌长肌腱与桡侧腕屈肌腱之间。

【取穴】　伸臂仰掌，微屈腕关节，从掌后第一横纹正中直上 2 横指，当掌长肌腱与桡侧腕屈肌腱之间即是（图 1-33）。

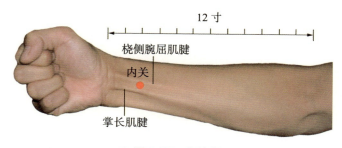

12 寸

桡侧腕屈肌腱

内关

掌长肌腱

▲ 图 1-33　内关穴

【操作】

针刺法：患者取坐位或仰卧位，常规消毒后，用 1.5 寸毫针，针尖略向上快速斜刺进针，施行捻转手法（捻转角度 180°，频率 120 次／分），得气后持续行针 2 分钟，使针感沿着上臂方向传导，留针 30 分钟，期间可给断续波脉冲电流进行治疗，每日 1 次。

❀ **足三里**

【定位】 在小腿前外侧，当犊鼻穴下 3 寸，距胫骨前缘 1 横指（图 1–34）。

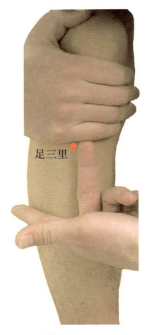

足三里

▲ **图 1–34** 足三里穴

【取穴】 ①站位，用同侧手张开，虎口围住髌骨上外缘，四指指尖向下，中指尖所指处即是。②正坐屈膝，以本人之手按在膝盖上，食指抚着膝下胫骨，中指尖处即是。③正坐屈膝，用手从膝盖正中往下摸取胫骨粗隆，胫骨粗隆外下缘直下 1 寸处即是。

【操作】

(1) 温针灸法：患者取仰卧位，屈膝，常规消毒后，用 2 寸毫针快速直刺 1～1.5 寸，得气后在针柄上套以硬纸板，再在针柄上放艾炷，如杏核大，用火点燃，每次灸 3～5 壮。每日 1 次，10 次为 1 个疗程，疗程间隔 5 日。

(2) 针刺法：患者取坐位或平卧位，常规消毒后，用 2 寸毫针快速直刺 1.5 寸左右，运针得气后，施以中等强度的提插捻转手法约 5 分钟，留针 10～20 分钟，每 5 分钟行针 1 次，每日 1 次，疗效显著。

❁ 丰隆

【定位】 在小腿前外侧，当外踝尖上 8 寸，条口外，距胫骨前缘 2 横指（图 1-35）。

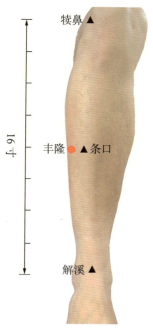

▲ 图 1-35　丰隆穴

【**取穴**】 正坐屈膝，外膝眼（犊鼻）与外踝前缘平外踝尖处连线的中点，距胫骨前脊约 2 横指处即是。

【**操作**】

针刺法：患者取坐位或仰卧位，常规消毒双侧穴位皮肤（以丰隆为主穴，配以曲池穴），用 2 寸毫针快速直刺 1.5 寸左右，运针得气后，施以提插捻转泻法，留针 40 分钟，每 10 分钟行针 1 次。隔日 1 次，10 次为 1 个疗程。

冠心病（心绞痛）

心绞痛是由于冠状动脉供血不足，心肌急剧的暂时缺血、缺氧引起的临床综合征。其特点为阵发性的前胸压榨性疼痛，可伴有其他症状，疼痛主要位于胸骨后部，可放射至心前区与左上肢，常发生于劳累或情绪激动时，可持续数分钟，休息或用硝酸酯制剂后消失。本病多见于男性，多数患者在 40 岁以上，劳累、情绪激动、饱食、受寒、阴雨天气、急性循环衰竭等为常见的诱因。

❀ **内关**

【**定位**】 在前臂掌侧，腕横纹上 2 寸，掌长肌腱与桡侧腕屈肌腱之间（图 1-36）。

【**操作**】

针刺法：患者取仰卧位，常规消毒后，用 1.5 寸毫针直刺 1 寸左右，待局部有酸麻感，且向手掌方向放射后，行捻转手法，留针 15 分钟，每 5 分钟行针 1 次。

❀ **膻中**

【**定位**】 在胸部，当前正中线上，平第 4 肋间隙，两乳头连线

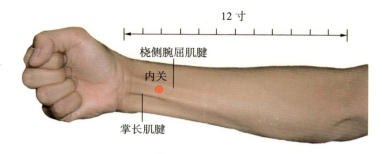

▲ 图 1-36 内关穴

的中点（图 1-37）。

【操作】

针刺法：患者取仰卧位，常规消毒后，用 1.5 寸毫针，针尖向左侧乳头方向平刺 0.5 寸，也可向鸠尾穴方向斜刺，施以捻转手法，得气后用刮柄法使针感传导扩散，留针 20～40 分钟，每 10 分钟行针 1 次，每日 1 次，10 次为 1 个疗程。

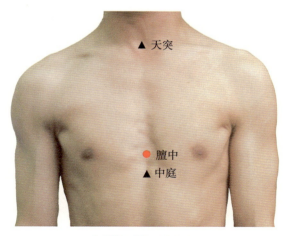

▲ 图 1-37 膻中穴

❀ 心俞

【定位】 在背部，当第 5 胸椎棘突下，后正中线旁开 1.5 寸（图 1-38）。

【取穴】 平双肩胛骨下角的椎骨为第 7 胸椎，由此处往上推 2 个椎骨即为第 5 胸椎，其棘突下旁开 2 横指处即是。

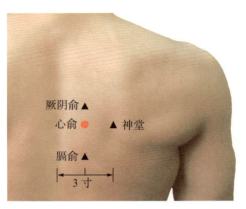

▲ 图 1-38 心俞穴

【操作】

针刺法：患者取俯卧位，常规消毒后，用 1.5 寸毫针，针尖向脊柱方向斜刺，不宜过深，进针后用捻转手法，以患者局部有酸胀感为度，留针 20 分针，每 5 分钟行针 1 次。

❀ 丘墟

【定位】 在踝区，足外踝的前下方，趾长伸肌腱的外侧凹陷中（图 1-39）。

【操作】

针刺法：患者取坐位或仰卧位，常规消毒后，用 2 寸毫针直刺

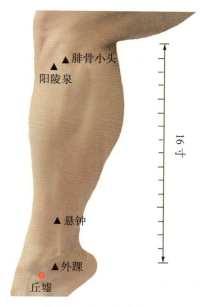

腓骨小头

阳陵泉

16 寸

悬钟

外踝

丘墟

▲ 图 1-39　丘墟穴

1.5 寸左右，待局部有酸麻感，施以捻转泻法，以针感向上传导为宜，留针 20～30 分钟，每 10 分钟行针 1 次。

❀ 膈俞

【定位】　在背部，当第 7 胸椎棘突下，后正中线旁开 1.5 寸（图 1-40）。

【操作】

穴位注射法：患者取坐位或俯卧位，常规消毒后，用注射器抽取川芎嗪注射液 4 毫升，快速将针头斜刺入穴位，得气后沿脊柱方向再进针 2～3 厘米，若回抽无血，缓慢注入药液。每日 1 次，连续治疗 10 次。

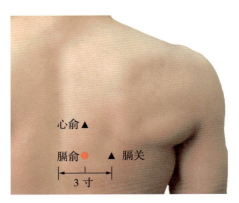

▲ 图 1-40 膈俞穴

❀ 至阳

【定位】 在背部，当后正中线上，第 7 胸椎棘突下凹陷中。

【取穴】 自然垂臂，平两肩胛骨下角连线的脊椎为第 7 胸椎，其棘突下凹陷处即是（图 1-41）。

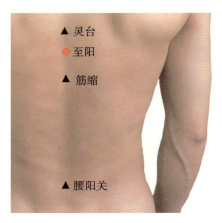

▲ 图 1-41 至阳穴

【操作】

埋藏法：患者取俯卧位，常规消毒后，行局部麻醉，经皮穿刺将 MD（MD 是采用直径 0.23 毫米不锈钢丝，制成一段直径 1 毫米、长 2 厘米的螺旋，弹力适中，用 1% 苯扎溴铵浸泡消毒，使用时用生理盐水冲洗干净装入 24 号空心针内）植入穴位皮下，埋藏后，患者自行背靠突出物顶压 MD，每次顶压 3～5 分钟，每日 3～4 次，14 日为 1 个疗程。

✿ 神门

【定位】　在腕部，腕掌侧横纹尺侧端，尺侧腕屈肌腱的桡侧凹陷处（图 1-42）。

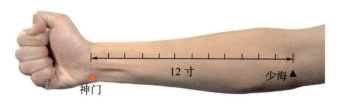

12 寸　　少海▲

神门

▲ 图 1-42　神门穴

【取穴】　仰掌，手掌小鱼际上角有一突起圆骨，其后缘向上可扪及一条大筋，这一大筋外侧缘（桡侧缘）与掌后腕横纹的交点即是。

【操作】

针刺法：患者取坐位或仰卧位，常规消毒后，用 1 寸毫针快速直刺 0.5 寸左右，得气后留针 20 分钟，期间可施以提插捻转手法，中等强度刺激，行针 3～4 次，每次行针 0.5～1 分钟，每日 1 次。

心律失常

心律失常，是指心率起源部位、心搏动频率与节律，或冲动传导等任何一个环节发生异常者，临床主要表现为自觉心悸心慌、心脏搏动突然加强或停顿。心律失常可见于心脏多种器质性病变或单纯的功能障碍，严重者可发生心绞痛或晕厥，心电图检查可见不同程度的异常征象。临床上常见的有冲动起源失常的窦性心律失常和异位心律，以及冲动传导失常的心脏传导阻滞和预激综合征。

❀ **内关**

【**定位**】 在前臂掌侧，腕横纹上 2 寸，掌长肌腱与桡侧腕屈肌腱之间（图 1-43）。

【**操作**】

针刺法：患者取卧位，常规消毒后，用 1.5 寸毫针直刺 1 寸左右，待局部有酸麻感向手掌方向放射后，行捻转手法，年老体弱者不宜强刺激，留针 15 分钟，每 5 分钟行针 1 次。

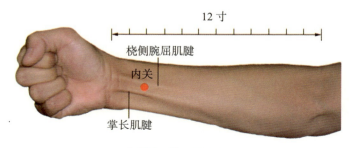

12 寸

桡侧腕屈肌腱

内关

掌长肌腱

▲ **图 1-43 内关穴**

迎香

【定位】　在鼻翼外缘中点旁，当鼻唇沟中（图 1-44）。

【操作】

针刺法：患者取仰卧位，常规消毒后，用 2 寸毫针沿鼻唇沟向外下斜刺 1.5 寸左右，快速提插捻转数次，以后每 2 分钟行针 1 次，留针 20～30 分钟，若无效则改用药物治疗。

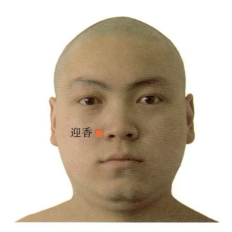

▲ 图 1-44　迎香穴

间使

【定位】　在前臂掌侧，当曲泽与大陵的连线上，腕横纹上 3 寸，掌长肌腱与桡侧腕屈肌腱之间。

【取穴】　仰掌，微屈腕关节，从掌后第一横纹上 4 横指，当两条大筋之间处即是（图 1-45）。

【操作】

针刺法：患者取坐位或仰卧位，常规消毒后，用 1.5 寸毫针直刺 1 寸左右，施以提插补法，待有酸、麻、胀等得气感后，给予中等强

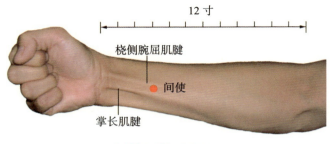

▲ 图 1-45　间使穴

度刺激，一般 5 分钟内即可获效。

❀ 膻中

【定位】　在胸部，当前正中线上，平第 4 肋间，两乳头连线的中点（图 1-46）。

【操作】

针刺法：患者取仰卧位，常规消毒后，用 1.5 寸毫针快速向下斜

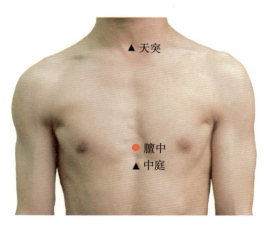

▲ 图 1-46　膻中穴

刺 1 寸左右，施以平补平泻法，得气后留针 30 分钟，每 2 分钟行针
1 次，一般 10 分钟左右心率可恢复正常。

❀ **神门**

【**定位**】　在腕部，腕掌侧横纹尺侧端，尺侧腕屈肌腱的桡侧凹
陷处（图 1-47）。

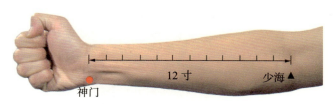

▲ 图 1-47　神门穴

【**取穴**】　仰掌，手掌小鱼际上角有一突起圆骨，其后缘向上可
扪及一条大筋，这一大筋外侧缘（桡侧缘）与掌后腕横纹的交点即是。

【**操作**】

针刺法：患者取仰卧位，常规消毒后，用 1 寸毫针直刺 0.3～0.5
寸，给予中弱刺激量。室上性心动过速者，进针 2～5 分钟后，若心
率由 160～220 次/分，减慢为 75～85 次/分，应停针；窦性心动过
速者，进针 2 分钟后，心率可由 120～140 次/分，减慢至 100 次/
分，当其继续减慢到 90 次/分时，留针 10 分钟，心率多逐渐恢复
正常。

❀ **水沟**

【**定位**】　在面部，当人中沟的上 1/3 与下 2/3 的交点处（图 1-48）。

【**操作**】

针刺法：患者仰卧位，常规消毒后，嘱患者深吸气后屏气，医

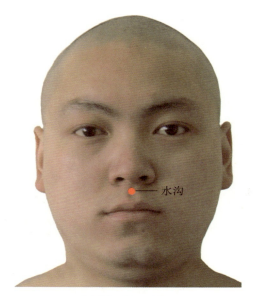

水沟

▲ 图1-48　水沟穴

者用毫针针柄、钢笔尾端或手指尖端，稍用力点压穴位，刺激量以患者能忍受为度，一般持续操作5～10分钟即可见效。

高脂血症

高脂血症，是指胆固醇含量大于5.2毫摩尔/升，和（或）甘油三酯含量增高1.7毫摩尔/升的疾病。高脂血症可分为原发性和继发性两类，原发性高脂血症与先天和遗传因素有关，多由于基因缺陷导致脂蛋白代谢异常；继发性高脂血症多继发于糖尿病、高血压病、甲状腺功能低下、肥胖等疾病，或因烟酒饮食不当、体力活动过少、精神紧张、口服避孕药等因素所致。本病属中医学"痰证""胸痹""眩晕"的范畴。

❀ 丰隆

【定位】　在小腿前外侧，当外踝尖上 8 寸，条口外，距胫骨前缘 2 横指（图 1-49）。

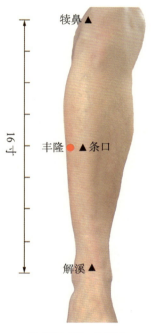

犊鼻 ▲

16 寸

丰隆 ● ▲条口

解溪 ▲

▲ 图 1-49　丰隆穴

【取穴】　正坐屈膝，外膝眼（犊鼻）与外踝前缘平外踝尖处连线的中点，距胫骨前脊约 2 横指处即是。

【操作】

(1) 电针法：患者取仰卧位，常规消毒后，用 2 寸毫针直刺 1～1.5 寸，施以提插手法，得气后，加用电针（连续波，频率 220Hz，以局部微跳动为宜），留针 30 分钟。每日 1 次，每周 5 次，

20 次为 1 个疗程。

(2) **针刺法**：患者取仰卧位，常规消毒后，用 2 寸毫针直刺 1～1.5 寸，施以提插手法，待局部有酸麻感，以向足底方向放射为宜，留针 30 分钟。每日 1 次，20 次为 1 个疗程。

❀ **曲池**

【**定位**】 在肘横纹外侧端，屈肘，当尺泽与肱骨外上髁连线的中点（图 1-50）。

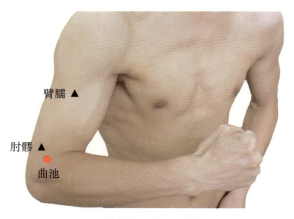

臂臑 ▲

肘髎 ▲
● 曲池

▲ 图 1-50 曲池穴

【**取穴**】 仰掌屈肘成 45°，肘关节桡侧，肘横纹头即是。

【**操作**】

针刺法：患者坐位或仰卧位，屈肘成直角，取单侧曲池穴，常规消毒后，用 1.5 寸毫针直刺 1 寸左右，施以提插手法，以针感向下传至手掌、向上传至肩部为宜，留针 30 分钟。每日 1 次，10 次为 1 个疗程。

❀ 足三里

【定位】　在小腿前外侧，当犊鼻穴下 3 寸，距胫骨前缘 1 横指（图 1–51）。

【取穴】　①站位，用同侧手张开，虎口围住髌骨上外缘，四指指尖向下，中指尖所指处即是。②正坐屈膝，以本人之手按在膝盖上，食指抚着膝下胫骨，中指尖处即是。③正坐屈膝，用手从膝盖正中往下摸取胫骨粗隆，在胫骨粗隆外下缘直下 1 寸处即是。

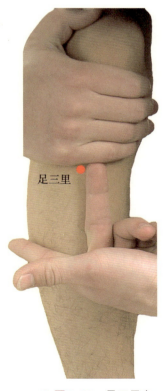

▲ 图 1–51　足三里穴

【操作】

(1) 针刺法：患者取坐位，按子午流注纳子法，即每日辰时（上午 7～9 时）按时开穴。常规消毒后，用 1.5 寸毫针快速刺入穴位，待有酸、麻、胀感后，施以平补平泻法，留针 15 分钟。每日 1 次，10 次为 1 个疗程。

(2) 埋线法：患者取坐位或仰卧位，剪取已消毒的 0 号羊肠线 2～3 厘米，将之从针孔插入穿刺针内，对准已消毒且已施行局部麻醉的穴位，快速进针 1.5 寸，得气后将针芯往深处推，同时针头往浅处提，直至退出皮肤，最后用灭菌胶布呈十字形状密封针孔。每周 1 次，左右侧穴位交替使用。

急性胃炎

急性胃炎是由多种病因引起的急性胃黏膜炎症，临床上常急性发病，多表现为上腹部症状，轻者仅表现为食欲不振、腹痛、恶心、呕吐；严重者可出现呕血、黑粪、脱水、电解质及酸碱平衡紊乱等症状，细菌感染者常伴有全身中毒症状。内镜检查可见胃黏膜充血、水肿、出血、糜烂（可伴有浅表溃疡）等一过性病变。

❀ 梁丘

【定位】 在大腿前侧，当髂前上棘与髌底外侧端的连线上，髌底上 2 寸（图 1-52）。

【取穴】 ①当下肢用力蹬直时，髌骨外上缘的上方可见一凹陷（股外直肌与股直肌的结合部），该凹陷正中即是。②正坐位，屈膝，膝盖外上缘直上 2 寸处即是。

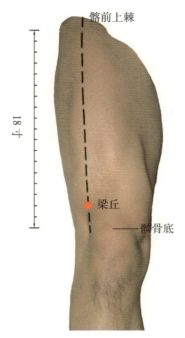

髂前上棘

18寸

●梁丘

髌骨底

▲ 图 1-52　梁丘穴

【操作】

针刺法：患者取仰卧位，常规消毒后，用 2 寸毫针向上斜刺 1.5 寸左右，待局部有明显酸胀感后，施以提插捻转泻法，持续运针 2～3 分钟，以针感向上传导至腹部为宜，留针 20～30 分钟，每 10 分钟行针 1 次。

❀ 合谷

【定位】　在手背，第 1、2 掌骨间，当 2 掌骨桡侧中点处（图 1-53）。

【取穴】　①拇、食指张开，使虎口拉紧，另一手的拇指关节横

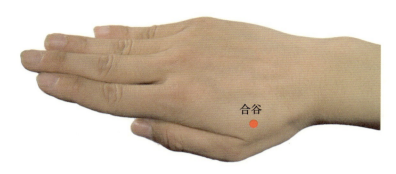

▲ 图 1-53　合谷穴

纹压在虎口上，拇指关节向前弯曲压在对侧的拇、食指指蹼上，拇指尖所指处即是。②拇、食指并拢，两指掌骨间有一肌肉隆起（骨间背侧肌），隆起肌肉的顶端即是。

【操作】

针刺法：患者取坐位或仰卧位，微握拳，常规消毒后，用 1.5 寸毫针沿第 2 掌骨向掌心方向斜刺 1 寸左右，施以捻转手法强刺激，待局部有明显酸胀感后，再行提插手法，持续操作 2～3 分钟，待胃痛减轻后即可出针。此法可用于胃炎引起的急性胃脘痛。

❀ 胃俞

【定位】　在背部，当第 12 胸椎棘突下，后正中线旁开 1.5 寸（图 1-54）。

【操作】

针刺法：患者取俯卧位，常规消毒后，用 1.5 寸毫针向脊柱方向斜刺，不宜过深，施以捻转手法，平补平泻，以患者局部有酸胀感为度，留针 20 分针，每 5 分钟行针 1 次。每日 1 次，10 次为 1 个疗程。

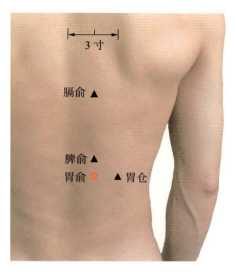

▲ 图 1-54　**胃俞穴**

❀ **中脘**

【**定位**】　在上腹部，前正中线上，当脐中上 4 寸（图 1-55）。

【**取穴**】　脐中与胸骨体下缘连线的中点处即是。

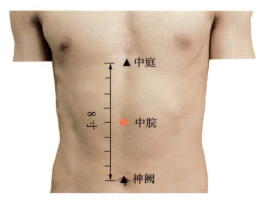

▲ 图 1-55　**胃脘穴**

【操作】

温针灸法：患者仰卧位，常规消毒后，用 2 寸毫针直刺 1～1.5
寸，施以捻转手法，平补平泻，以患者局部有酸胀感为度，再用艾
条置于穴位上方，以局部有温热为度，留针 30 分钟。每日 1 次，10
次为 1 个疗程。

❀ 委中

【定位】 腘横纹中点，当股二头肌腱与半腱肌肌腱的中间（图
1-56）。

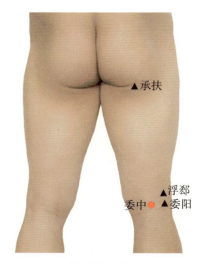

▲承扶

▲浮郄
委中 ● ▲委阳

▲ 图 1-56　委中穴

【取穴】 俯卧，微屈膝，腘窝横纹正中央，两筋之间即是。

【操作】

刺络拔罐法：患者取俯卧位，选择一侧或双侧穴位络脉明显外
露处，用橡皮带扎住膝关节上方，拍打穴位局部数十下，使穴位及

其周围的络脉更明显，常规消毒后，用细三棱针快速刺入，使其出血 10～30 毫升，出血较少者可加用拔火罐。每日 1～2 次，一般 1～3 次即可缓解或改善症状。

慢性胃炎

慢性胃炎是指由于不同病因引起的胃黏膜慢性炎症或萎缩性病变。急性胃炎表现为贲门和胃体部黏膜的中性粒细胞浸润。慢性胃炎缺乏特异性症状，症状的轻重与胃黏膜的病变程度并非一致。大多数患者常无明显症状或有不同程度的消化不良症状，如上腹隐痛、食欲减退、餐后饱胀、反酸等。

❀ 胃俞

【定位】　在背部，当第 12 胸椎棘突下，后正中线旁开 1.5 寸（图 1-57）。

【操作】

针刺法：患者取俯卧位，常规消毒后，用 1.5 寸毫针向脊柱方向斜刺，不宜过深，施以捻转手法，平补平泻，以患者局部有酸胀感为度，留针 20 分针，每 5 分钟行针 1 次。每日 1 次，10 次为 1 个疗程。

❀ 中脘

【定位】　在上腹部，前正中线上，当脐中上 4 寸（图 1-58）。

【取穴】　脐中与胸骨体下缘连线的中点处即是。

【操作】

刺灸法：患者取仰卧位，常规消毒后，用 2 寸毫针直刺 1～1.5 寸，施以捻转手法，平补平泻，以患者局部有酸胀感为度，再将艾

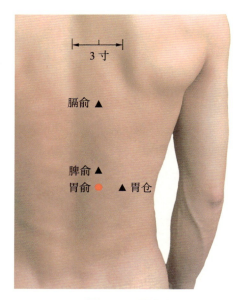

▲ 图1-57　胃俞穴

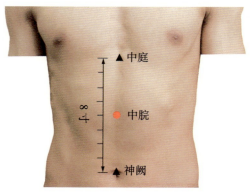

▲ 图1-58　中脘穴

灸盒置于穴位上方，以局部有温热为度，留针 30 分钟。每日 1 次，10 次为 1 个疗程。

🌸 足三里

【定位】　在小腿前外侧，当犊鼻穴下 3 寸，距胫骨前缘 1 横指（图 1–59）。

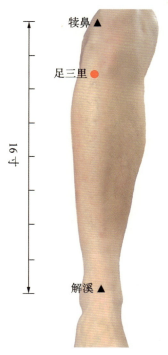

犊鼻 ▲

足三里 🔴

16 寸

解溪 ▲

▲ 图 1–59　足三里穴

【取穴】　①站位，用同侧手张开，虎口围住髌骨上外缘，四指指尖向下，中指尖所指处即是。②正坐屈膝，以本人之手按在膝盖上，食指抚着膝下胫骨，中指尖处即是。③正坐屈膝，用手从膝盖正中往下摸取胫骨粗隆，胫骨粗隆外下缘直下 1 寸处即是。

【操作】

针刺法：患者取仰卧位，常规消毒后，用 2 寸毫针直刺 1～1.5 寸，施以提插手法，待局部有酸麻感，并向腹部放射时，留针 30 分钟，每 10 分钟行针 1 次。每日 1 次，10 次为 1 个疗程。

❀ 公孙

【定位】 在足内侧缘，当第 1 跖骨基底部的前下方赤白肉际处（图 1-60）。

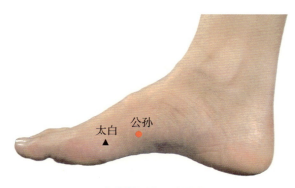

▲ 图 1-60 公孙穴

【取穴】 正坐垂足或仰卧位，用手从由足大指内侧后关节（第 1 跖趾关节）处向后推有一弓形骨，其后端下缘的凹陷（第 1 跖骨基底部前下方）处即是。

【操作】

针刺法：患者取仰卧位，常规消毒后，用 1.5 寸毫针向足心方向斜刺 1 寸左右，施以捻转手法，待局部有酸胀感，并向足心传导时，留针 30 分钟，每 10 分钟行针 1 次。每日 1 次，10 次为 1 个疗程。

消化性溃疡

消化性溃疡的形成主要与原本用于消化食物的胃酸和胃蛋白酶转而对自身胃壁和十二指肠壁的消化作用有关，主要表现为上腹痛，可为钝痛、灼痛、胀痛或剧痛，也可仅有饥饿样不适感，伴有嗳气、反酸、胸骨后烧灼感、流涎、恶心、呕吐、便秘、黑粪等，少数患者伴有消化道出血症状，如呕血等。一般将胃溃疡和十二指肠溃疡合称为消化性溃疡，有时简称为溃疡。

❀ 胃俞

【定位】　在背部，当第 12 胸椎棘突下，后正中线旁开 1.5 寸（图 1-61）。

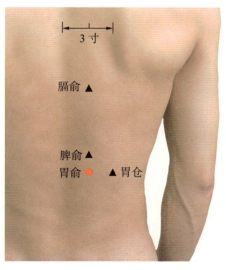

▲ 图 1-61　胃俞穴

【**操作**】

针刺法：患者俯卧位，常规消毒后，用 1.5 寸毫针向脊柱方向斜刺，不宜过深，施以捻转手法，平补平泻，以患者局部有酸胀感为度，留针 20 分针，每 5 分钟行针 1 次。每日 1 次，10 次为 1 个疗程。

✿ **中脘**

【**定位**】 在上腹部，前正中线上，当脐中上 4 寸（图 1-62）。

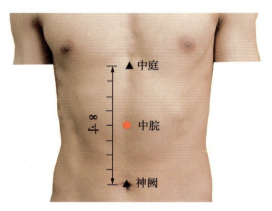

▲ **图 1-62** 中脘穴

【**取穴**】 脐中与胸骨体下缘连线的中点处即是。

【**操作**】

针刺法：患者取仰卧位，常规消毒后，用长 80 毫米的毫针，采用夹持进针法，垂直缓慢捻转进针，如针下阻力较大或患者较痛苦时不可强行进针，当患者自觉针感由胸、两胁肋、背部及下腹部放射时，即为得气，得气后缓慢捻转出针至皮下 40 毫米，留针 30 分钟，每 10 分钟行针 1 次。每日 1 次，每周 6 次。

呃　逆

呃逆，是指因膈神经兴奋引起膈肌阵发性痉挛，以气从膈下向上冲逆，喉间嗝逆有声、声短而频，难以自忍为主要临床表现的病症。本病可见于常人，如在快速吞咽干燥食物，且饮水较少时，或饱餐、饮酒、过度吸烟、情绪紧张后出现，持续时间较短，多能自行消除。若持续数天不缓解，则为顽固性呃逆，又称为顽固性膈肌痉挛，可影响人的情绪、生活、睡眠和工作。

❀ 内关

【定位】　在前臂掌侧，腕横纹上 2 寸，掌长肌腱与桡侧腕屈肌腱之间（图 1-63）。

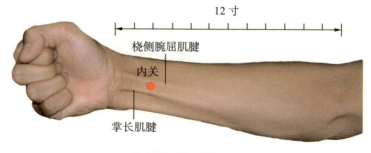

▲ 图 1-63　内关穴

【操作】

针刺法：患者取坐位或仰卧位，常规消毒后，用 1.5 寸毫针直刺至人部（进针深度 15～25 毫米），然后提至天部（进针深度小于 15 毫米），令患者深吸气，同时将针插入地部（进针深度 25～40 毫米），嘱患者屏住呼吸片刻，再将针提至天部，令患者呼气，反复提插配合患者呼吸，直到呃逆停止。

❀ 攒竹

【定位】 在面部，当眉头凹陷中，眶上切迹处（图1-64）。

【取穴】 患者皱起眉毛时，眉头内侧端隆起处即是。

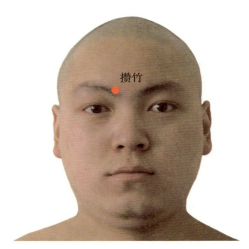

▲ 图1-64 攒竹穴

【操作】

针刺法：患者取坐位，医者用双手拇指按压双侧攒竹穴，指力以患者能耐受为度，或用针刺捻转手法强刺激，然后医者调整呼吸，嘱患者与医者同步做腹式深呼吸，吸气至屏气，然后呼气至屏气，如此反复5～10次，呃逆即可停止。若无效，5分钟后重复操作1次。

❀ 陷谷

【定位】 在足背部，第2、3跖骨间，当第2跖趾关节近端凹陷处（图1-65）。

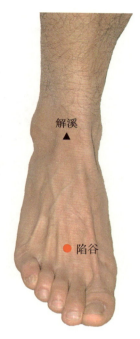

解溪

▲

● 陷谷

▲ 图1-65　陷谷穴

【操作】

　　刺络拔罐法：患者取仰卧位，常规消毒后，用三棱针点刺陷谷穴至出血，再用闪火法加拔火罐，留罐3～5分钟，停止出血后即可起罐。隔日1次，3次为1个疗程。此法可用于治疗顽固性呃逆。

　　✿ 水沟

【定位】　在面部，当人中沟的上1/3与下2/3的交点处（图1-66）。

【操作】

　　针刺法：患者取仰卧位，常规消毒后，取1.5寸毫针快速直刺入皮肤，调整针身与皮肤成15°，沿鼻中隔方向斜刺约1寸，施以

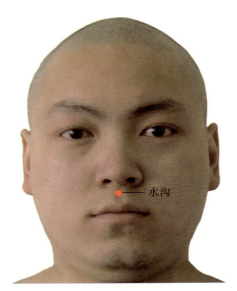

——水沟

▲ 图 1-66　水沟穴

小幅度提插和大幅度捻转强刺激，以患者流泪、打喷嚏为度，留针
10～15 分钟，每 5 分钟行针 1 次。一般每日 1 次，呃逆反复发作者
可每日 2～3 次，并适当延长留针时间。

❀ 印堂

【定位】　在额部，当两眉头中间。

【取穴】　两眉头连线的中点，正对鼻尖处即是（图 1-67）。

【操作】

穴位注射法：患者取仰卧位，常规消毒后，医者左手提捏起穴
位皮肤，右手持注射器，对准穴位快速刺入皮下，待患者局部产生
酸、麻、胀感后，若回抽无血，可缓慢注入氯丙嗪注射液 0.3 毫升，
然后再将针头分别向左右攒竹穴斜刺，各注射约 0.2 毫升药液，起针

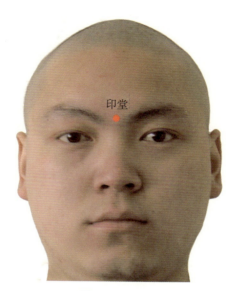

▲ 图 1-67　印堂穴

时用干棉球按压针孔片刻。隔日 1 次，3 次为 1 个疗程。

✿ 翳风

【定位】　在耳垂后方，当乳突与下颌角之间的凹陷处（图 1-68）。

【取穴】　将耳垂向后按，耳垂的边缘处，乳突前方凹陷处即是。

【操作】

(1) 针刺法：患者取坐位或俯卧位，常规消毒后，用 1.5 寸毫针向咽喉部方向斜刺 1 寸，施以捻转手法，得气后大幅度捻转 5～6 次，同时嘱患者屏气 15 秒，呃止后出针。若呃逆未止则可依法重复操作 2～3 遍，留针 30 分钟。

(2) 穴位注射法：患者取俯卧位，常规消毒后，快速将注射针头刺入皮肤，然后缓慢进针，施以小幅度提插手法，得气后若回抽无

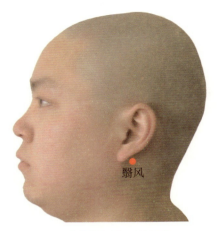

翳风

▲ 图1-68　翳风穴

血，可缓慢推入药液（脑血管病变所致者用盐酸消旋山莨菪碱注射液 10 毫升，伴有前列腺肥大或术后尿潴留者用盐酸异丙嗪注射液 50 毫克），出针后用干棉球按压片刻即可。

(3) 指压法：患者取坐位，医者站在患者身后，用双手拇指同时按压双侧翳风穴，力度要重而强，以局部胀痛难忍为度，每次按压停留 10 秒，直至呃逆停止，效果显著。

✿ 扶突

【定位】　在颈外侧部，结喉旁，当胸锁乳突肌的前、后缘之间。

【取穴】　喉结最高点向外旁开 4 横指（即手指同身寸 3 寸）处（图1-69）。

【操作】

针刺法：患者取仰卧位，常规消毒后，用 2 寸毫针向颈椎方向直刺，当出现触电样针感并向肩部或手指放射时，留针 10 分钟，每日 1 次。

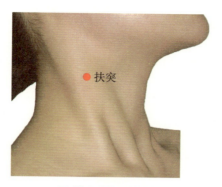

▲ 图 1-69　扶突穴

🏵 曲池

【定位】 在肘横纹外侧端，屈肘，当尺泽与肱骨外上髁连线的中点（图 1-70）。

【取穴】 仰掌屈肘成 45°，肘关节桡侧，肘横纹头即是。

【操作】

针刺法：患者取坐位或仰卧位，常规消毒后，用 2 寸毫针快速

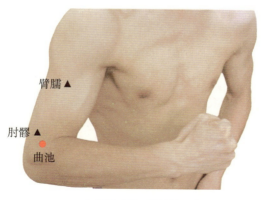

▲ 图 1-70　曲池穴

直刺入穴位，得气后施以捻转手法，留针 20 分钟，每 5 分钟行针 1 次。每日 1 次，一般 1～2 次即可治愈。

🌸 **少商**

【定位】 在手拇指末节桡侧，距指甲角 0.1 寸处（图 1–71）。

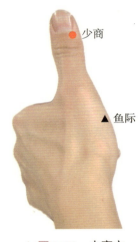

▲ 图 1–71　少商穴

【取穴】 仰掌，微握拳，拇指上翘，其内侧（桡侧）沿拇指甲基底部和桡侧缘各作一直线，两线相交处即是。

【操作】

针刺法：患者取坐位或仰卧位，常规消毒后，用 0.5 寸毫针快速直刺入穴位，直至有针感为度，再施以中强度刺激 1～2 分钟，有规律地改变刺激频率，反复 3 次，即可出针。每日 1 次，一般 2～3 次即愈。

🌸 **太冲**

【定位】 在足背侧，当第 1、2 跖骨间隙的后方凹陷处（图

1–72)。

【取穴】　足背，从第 1、2 趾间缝纹头向足背推，至其两骨联合前缘凹陷中（约缝纹头上 2 横指）处即是。

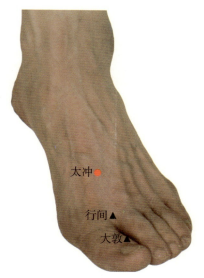

▲ 图 1–72　少冲穴

【操作】

针刺法：患者坐位或仰卧位，常规消毒后，用 1 寸毫针快速直刺入穴位，视患者体质决定针刺的深浅，得气后施以泻法，强刺激 30 秒，每 5 分钟行针 1 次，一般 10 分钟内可见效。

❀ 至阴

【定位】　在足小趾末节外侧，距趾甲角 0.1 寸。

【取穴】　正坐垂足着地或仰卧，于足小趾趾甲的外侧缘与基底部各作一条直线，两线交点处即是（图 1–73）。

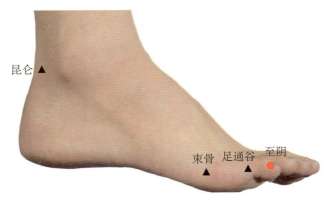

▲ 图 1-73　至阴穴

【操作】

针刺法：患者坐位或仰卧位，常规消毒后，用 2 寸毫针向上斜刺 0.5～1 寸，然后将针退至 0.2～0.5 寸处，以手指经弹针柄，使针身轻微震动，以增强针感，尽量使之放射至腹胸部。待呃逆停止后起针，或留针 20～30 分钟，亦可依据病情酌配气舍穴。

呕　吐

呕吐，是指胃内容物或部分小肠内容物通过食管、口腔排出体外的现象，可见于多种疾病，如急慢性胃炎、贲门痉挛、幽门痉挛、胃扩张、胰腺炎、胆囊炎、胃神经官能症等。恶心、呕吐均是复杂的反射动作，可将有害物质从胃排出体外，从而起保护作用，但持久而剧烈的呕吐可引起机体水电解质紊乱。

❀ 内关

【定位】　在前臂掌侧，腕横纹上 2 寸，掌长肌腱与桡侧腕屈肌腱之间（图 1-74）。

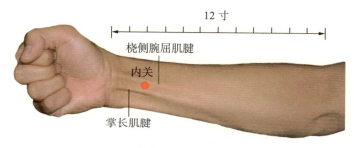

12 寸

桡侧腕屈肌腱

内关

掌长肌腱

▲ 图 1-74　内关穴

【操作】

针刺法：患者取坐位或仰卧位，常规消毒后，用 1.5 寸毫针快速直刺 1 寸左右，得气后施以提插手法强刺激 20 次左右，并嘱患者深呼吸 2～3 次，留针 30 分钟，每 10 分钟行针 1 次。

❀ 膻中

【定位】　在胸部，当前正中线上，平第 4 肋间，两乳头连线的中点（图 1-75）。

【操作】

针刺法：患者取仰卧位，常规消毒后，取 1.5 寸毫针向鸠尾方向平刺 0.5 寸，施以捻转手法，得气后用刮柄法使针感向周围传导扩散，留针 20～40 分钟，每 10 分钟行针 1 次。每日 1 次，10 次为 1 个疗程。

❀ 素髎

【定位】　在面部，当鼻尖的正中央（图 1-76）。

【操作】

针刺法：患者取坐位后仰或仰卧位，医者用左手拇、食指微捏

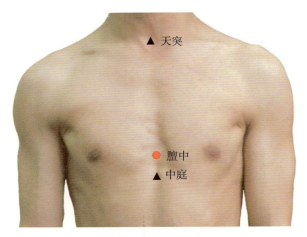

▲ 图1-75 膻中穴

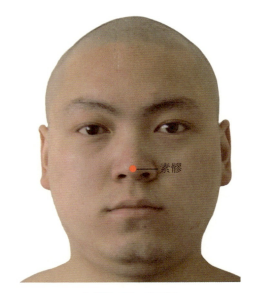

▲ 图1-76 素髎穴

鼻骨，右手持针向上斜刺 0.3～0.5 寸，施以捻转手法，针感以酸胀为度，亦可点刺出血数滴，每日 1 次。

❀ 梁丘

【定位】　在大腿前侧，屈膝，当髂前上棘与髌底外侧端的连线上，髌底上 2 寸（图 1-77）。

【取穴】　①当下肢用力蹬直时，髌骨外上缘的上方可见一凹陷（股外直肌与股直肌的结合部），该凹陷正中即是。②正坐位，屈膝，膝盖外上缘直上 2 寸处即是。

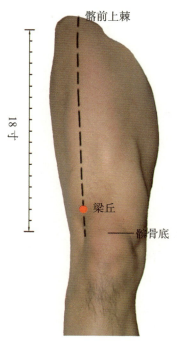

▲ 图 1-77　梁丘穴

【操作】

针刺法：患者取坐位或仰卧位，常规消毒后，用 1.5 寸毫针向上沿本经络的循行方向斜刺 1.2 寸左右，得气后，施以小幅度提插捻转 1～2 分钟，使针感向上传导至腹部，留针 15～20 分钟，每 5 分钟行针 1 次，亦可用手指重按，一般可即时取效。

❀ 四缝

【定位】　仰掌伸指，在第 2～5 指掌侧，近端指关节的中央，一手 4 穴，左右共 8 穴（图 1-78）。

【取穴】　伸手仰掌，第 2～5 指的第 1、2 指节相交处，横纹中点即是。

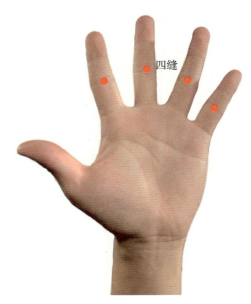

▲ 图 1-78　四缝穴

【操作】

点刺放血法：患者取坐位或仰卧位，常规消毒后，医者用细三棱针快速点刺四缝穴（手指指纹处，即四缝穴处显现的血管，一般指纹越多则病情越重，指纹较少则病情较轻），可见有少许黄色黏液或血液随针而出。根据穴位处指纹的数量和粗细程度，决定针刺 1 条或多条。本法治疗吐泻，多获良效，一般 1~2 次即愈。

急性肠炎

急性肠炎多因细菌或病毒等感染所致，初起表现为恶心、呕吐，继而出现腹泻，每日 3~5 次，甚至数十次不等，大便多为水样，呈深黄色或绿色，随后出现电解质和体液的丢失。少数患者可伴有发热、全身不适、过敏等症状，一般在 2~5 天内可恢复正常。本病为夏秋季的常见病和多发病，起病较急，患者发病前常有不洁饮食史，同食者往往一同发病。

🌸 尺泽

【定位】　在肘区，肘横纹上，肱二头肌腱桡侧凹陷处（图 1-79）。

【操作】

点刺放血法：患者取坐位或仰卧位，常规消毒后，用止血带固定患者肘关节上方约 5 厘米处，嘱患者握紧拳头，使肘窝处静脉充盈，用三棱针快速点刺尺泽穴处的静脉，挤出少许血液后，取下止血带，约半小时后即可痊愈。一般只做单侧，严重者可取双侧。

🌸 申脉

【定位】　在足外侧部，外踝尖直下凹陷中（图 1-80）。

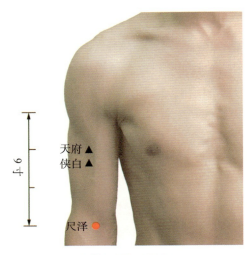

▲ 图1-79 尺泽穴

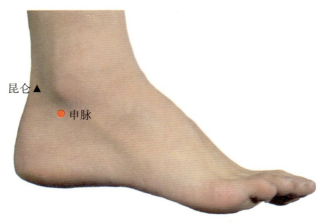

▲ 图1-80 申脉穴

【操作】

穴位注射法：患者取坐位或仰卧位，常规消毒后，用注射器抽取阿米卡星 0.2 克，快速直刺 0.5 寸左右，施以提插捻转手法强刺激，待患者局部有明显得气感后，若回抽无血，可缓慢注入药液。

❀ 大肠俞

【定位】　在腰部，当第 4 腰椎棘突下，后正中线旁开 1.5 寸（图 1–81）。

【取穴】　两髂嵴最高点连线与脊柱的交点，即为第 4 腰椎棘突下，其旁开食、中 2 横指处即是。

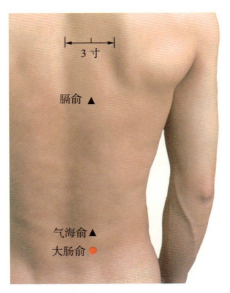

▲ 图1–81　大肠俞穴

【操作】

针刺法：患者取俯卧位，常规消毒后，用 2 寸毫针，采用挟持进针法垂直刺入穴位，不捻转或轻度捻转或提插以寻找麻胀感，并使针感下传至足部或上传到小腹，留针 5～10 分钟。每日 1 次，一般 1～2 次即愈。

病毒性肝炎

病毒性肝炎是由多种肝炎病毒引起的一种消化道急性传染病，临床以食欲不振、乏力、肝区疼痛、腹胀、恶心、大便不成形、低热等为主要表现，部分患者可有黄疸、发热、肝脏肿大、压痛，并伴有不同程度的肝功能损害。根据临床表现，一般分为急性黄疸性肝炎和急性无黄疸性肝炎两种。

❀ 后溪

【定位】 在手尺侧，微握拳，当小指本节（第 5 掌指关节）后的远侧掌横纹头赤白肉际（图 1-82）。

【操作】

针刺法：患者取仰卧位，常规消毒后，取 1.5 寸毫针，针尖向劳官方向平刺，施以提插法强刺激，先泻后补，留针 20～30 分钟。每

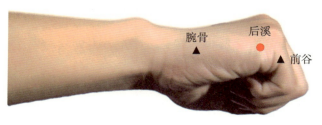

▲ 图 1-82 后溪穴

日 1 次，左右交替使用，2 周为 1 个疗程。

尿路感染

尿路感染，是指病原体侵犯尿路黏膜或组织引起的尿路炎症。临床表现常因感染的部位不同而有所不同，仅有尿频、尿急、尿痛者为急性尿道炎；伴有少腹胀痛、膀胱区压痛者为急性膀胱炎；伴有寒战、高热、腰痛者为急性肾盂肾炎。

✿ 肾区

【定位】 耳穴肾区，位于耳甲艇，对耳轮上、下脚分叉处下方，对耳轮下脚下方后部。

【操作】

针刺法：患者取坐位或仰卧位，常规消毒后，用 0.5 寸毫针捻转刺入，留针 30 分钟，每日 1 次（图 1-83）。

尿失禁

尿失禁是临床一种常见的症状，患者不能控制排尿，致使尿液淋漓不尽或不自主的外溢，属中医学"遗尿"范畴，多因肾气不固，膀胱失约所致。

✿ 气海

【定位】 在下腹部，前正中线上，脐中下 1.5 寸（图 1-84）。

【操作】

针刺法：施治前令患者排尿后取仰卧位，常规消毒，用 1.5 寸毫针直刺，施以捻转补法，以得气为度，并以针感放射至耻骨联合以下部位为佳，若针感不向下放射，或不得气，可徐徐起针至皮下，

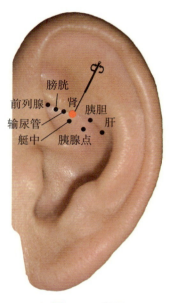

▲ 图1-83　肾区

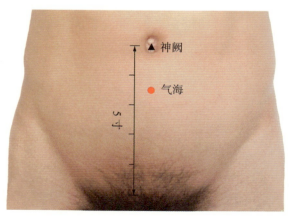

▲ 图1-84　气海穴

使针尖向下，再以同样手法进针至一定深度，得气后施以捻转补法，留针 15 分钟。

❀ 关元

【定位】　在下腹部，前正中线上，脐下 3 寸（图 1-85）。

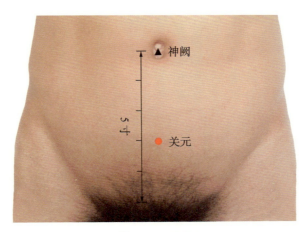

▲ 图 1-85　关元穴

【操作】

刺灸法：患者取仰卧位，常规消毒后，用 1.5 寸毫针垂直进针，施以捻转补法，得气后，将艾灸盒置于关元穴上，将两根 10 厘米长的艾条点燃置于箱内，每次约 40 分钟。

❀ 太溪

【定位】　在足内侧，内踝后方，当内踝尖与跟腱之间的凹陷处（图 1-86）。

【操作】

针刺法：患者取坐位或仰卧位，常规消毒后，用 1.5 寸毫针，针

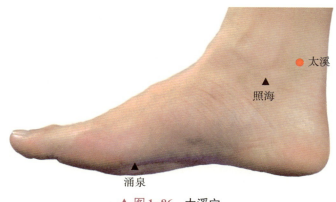

▲ 图1-86　太溪穴

尖向上斜刺 1.4 寸，施以捻转手法，待局部有酸胀感，并向足心方向传导时，留针 30 分钟，每 10 分钟行针 1 次。每日 1 次，10 次为 1 个疗程。

尿潴留

尿潴留，又称尿闭，是指膀胱内有大量尿液不能随意排出的一种疾病，主要表现为排尿困难、少腹胀满，甚至小便闭塞不通，属中医学"癃闭"的范畴，多因肾气不足，膀胱气化无权；或湿热下注，气机阻滞；或外伤膀胱，气化受损所致。现代医学中尿道梗阻、前列腺肥大、大脑及脊髓受伤、产后及术后引起的尿潴留均在此范畴。

❀ 关元

【定位】　在下腹部，前正中线上，脐下 3 寸（图 1-87）。

【操作】

灸法：患者取仰卧位，双下肢伸直，医者站在患者右侧，先定

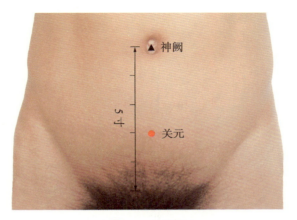

▲ 图 1-87　关元穴

准穴位，运气后用右手拇指末节掌面按压关元穴，力量由轻到重，可略加捻转，持续 1 分钟，再用拇指大小艾炷隔姜灸 3～5 壮。若无效，10 分钟后，依法重复操作 1～2 次。

✿ 中极

【定位】　在下腹部，前正中线上，脐下 4 寸（图 1-88）。

【操作】

电针法：患者取仰卧位，常规消毒后，用 1.5 寸毫针，循任脉向下平刺或斜刺 0.5 厘米，施以提插捻转法使针感向会阴部传导，得气后连接电针仪，选择断续波，强度以患者能耐受为度，留针 30 分钟。

✿ 石门

【定位】　在下腹部，前正中线上，脐下 2 寸（图 1-89）。

【操作】

针刺法：患者取仰卧位，常规消毒后，用 3 寸毫针斜刺 2 寸，施以捻转泻法，嘱患者意守石门穴，医者用双手在患者少腹由上向

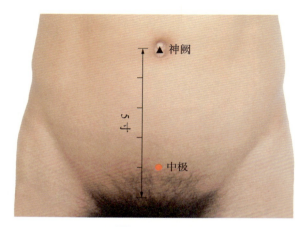

神阙

5 寸

中极

▲ 图 1-88　中极穴

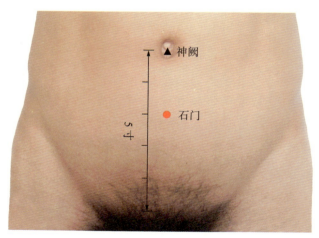

神阙

5 寸

石门

▲ 图 1-89　石门穴

下按揉，逐渐加压，小便即可排出。如此反复多次，待尿排净后起针，每日 1～2 次。

❀ 至阴

【定位】　在足小趾末节外侧，距趾甲角 0.1 寸（图 1-90）。

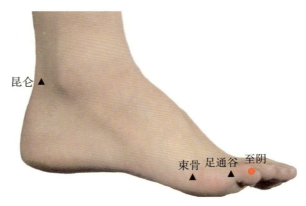

▲ 图 1-90　至阴穴

【取穴】　正坐垂足着地或仰卧，于足小趾趾甲的外侧缘与基底部各作一条直线，两线交点处即是。

【操作】

针刺法：患者取仰卧位，常规消毒后，用 1 寸毫针快速刺入穴位，施以提插捻转手法强刺激，以针感从足小趾外侧沿经向上传导为佳，留针 20 分钟。一般针后 10～15 分钟即可排尿；若不排尿，2 小时后依法重复操作 1 次。

❀ 照海

【定位】　在足内侧，内踝尖下方凹陷处（图 1-91）。

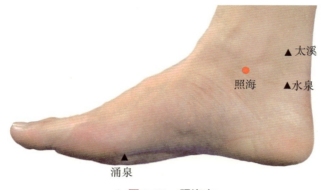

▲ 图 1-91　照海穴

【取穴】　①正坐位，由内踝尖往下推，至其下缘凹陷处即是。②正坐位，于内踝尖作垂线与内踝下缘平线的交点向下凹陷处即是。

【操作】

针刺法：患者取仰卧位，常规消毒后，用 1 寸毫针快速直刺 0.3～0.5 寸，待患者局部有酸、麻、胀感时，施以平补平泻手法，留针 30～40 分钟，每 10 分钟行针 1 次，亦可用电针法治疗，每日 1 次。

❀ 阴陵泉

【定位】　在小腿内侧，当胫骨内侧髁后下方凹陷处（图 1-92）。

【取穴】　正坐屈膝或仰卧，用拇指沿小腿内侧骨内缘（胫骨内侧）由下往上推，拇指抵至膝关节下，胫骨向内上弯曲之凹陷处即是。

【操作】

(1) 针刺法：患者取坐位屈膝，常规消毒后，用 2 寸毫针快速直刺 1.5 寸左右，得气后行针 3～5 分钟，不留针。若仍无小便排出，可留针 20 分钟，每 5 分钟行针 1 次，直至患者排出小便。一般针刺

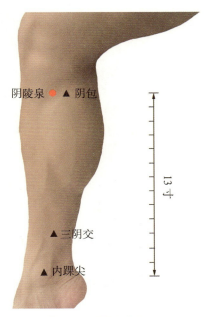

阴陵泉 ● ▲ 阴包

13 寸

▲ 三阴交

▲ 内踝尖

▲ **图 1-92**　阴陵泉穴

后即可获效。

(2) **穴位注射法**：患者仰卧位，常规消毒后，用注射器抽取新斯的明注射液 1 毫克，对准穴位垂直刺入，得气后施以提插手法，尽量使针感向上传导（此时针尖可稍向上斜），若回抽无血，可缓慢注入药液。

🏵 三阴交

【**定位**】　在小腿内侧，当足内踝上 3 寸，胫骨内侧缘后方（图 1-93）。

【**取穴**】　正坐或仰卧，手四指并拢，小指下边缘紧靠内踝尖上，食指上缘所在水平线与胫骨后缘的交点即是。

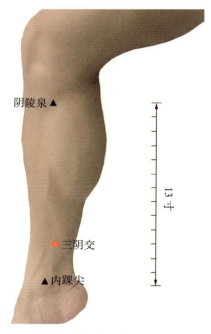

阴陵泉▲

13 寸

● 三阴交

▲内踝尖

▲ 图1-93　三阴交穴

【操作】

(1) 针刺法：患者取仰卧位，常规消毒后，用1.5寸毫针快速直刺1寸左右，施以捻转手法5分钟，待有较强的酸胀感后，留针10分钟，同时热敷患者少腹部，再行针1分钟，留针20～30分钟，每日1次。

(2) 电针法：患者取仰卧位，常规消毒后，用1.5寸毫针快速直刺1寸左右，得气后接电针仪，选择断续波，予中等强度刺激，以患者能耐受为度，同时鼓励患者作腹式呼吸，留针5～10分钟，每日1次。

❀ **箕门**

【**定位**】　在大腿内侧，当血海与冲门连线上，血海上 6 寸（图 1-94）。

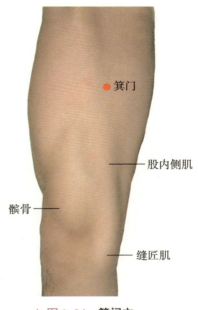

▲ 图 1-94　**箕门穴**

【**取穴**】　正坐屈膝，两腿微张开，于缝匠肌内侧缘，髌骨内上缘直上 8 寸处即是。

【**操作**】

针刺法：患者取仰卧位，常规消毒后，用 3 寸毫针向上斜刺，押手按压在穴位下方并向上用力，同时刺手将针尖向上推进，采用泻法或平补平泻法，使针感向上传导，留针 15～20 分钟，每 5～10 分钟行针 1 次，直到患者有排尿感时出针，每日 1 次。

甲状腺功能亢进

甲状腺功能亢进，简称"甲亢"，是指以情绪激动、急躁易怒、失眠、心悸、心动过速、怕热、多汗、面赤、低热、食欲亢进、形体消瘦、手颤、眼突等为主要表现的内分泌系统疾病。本病多见于女性，属中医学"瘿瘤"的范畴，多因情志郁结，肝脾失调，或郁而化火，耗伤心阴，或痰瘀内结，阻滞经络所致。

❁ **腺体**

【定位】 在颈部，甲状腺体中心（图 1-95）。

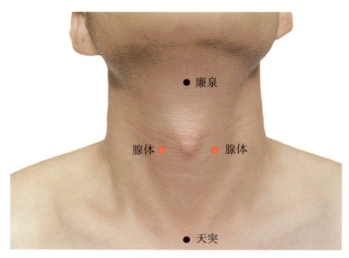

▲ 图 1-95 腺体穴

【操作】

针刺法：患者取仰卧位，常规消毒后，用 1.5 寸毫针，医者押手将腺体捏起，另一手持针与皮肤成 30° 刺入腺体中心部位（约当人迎穴处），施以提插手法，留针 10 分钟，每日 1 次或隔日 1 次。注意避开大血管，且勿刺伤气管。

❀ **太冲**

【定位】　在足背部，当第 1 跖骨的后方凹陷处（图 1-96）。

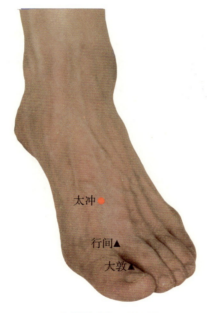

太冲●

行间▲

大敦▲

▲ **图 1-96　太冲穴**

【取穴】　足背，从第 1、2 趾间缝纹头向足背推，至其两骨联合前缘凹陷中（约缝纹头上 2 横指）处即是。

【操作】

穴位注射法：患者取坐位或仰卧位，常规消毒后，用注射器抽取注射用水 5 毫升，针尖向上斜刺，待患者局部有明显得气感，若回抽无血，可缓慢注入药液，每穴 2.5 毫升。每 3 日 1 次，一般 4 次即可获效，12 次可痊愈。

❀ 人迎

【定位】 在颈部，横平喉结，当胸锁乳突肌前缘，颈总动脉搏动处（图 1-97）。

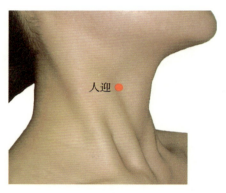

▲ 图 1-97　人迎穴

【取穴】 摸到颈部动脉搏动的内侧缘，平喉结处即是。

【操作】

针刺法：患者取仰卧位，常规消毒后，用 1 寸毫针直刺 0.5 寸左右，医者手指迎着颈动脉的跳动，缓慢施以提插捻转手法，3 次后即可起针，每日 1 次。

晕　厥

晕厥是由于广泛性脑缺血，导致大脑从原来的常态供氧迅速陷入缺氧状态而引起的突发性、短暂性、一过性的意识丧失，多在短时间内可自然恢复，常因情绪激动、惊恐，或体弱、劳累、突然立起而诱发。

✿ 内关

【定位】　在前臂掌侧，腕横纹上 2 寸，掌长肌腱与桡侧腕屈肌腱之间（图 1–98）。

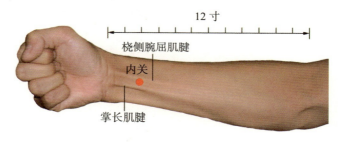

▲ 图 1–98　内关穴

【操作】

针刺法：患者取坐位或卧位，常规消毒后，用 1.5 寸毫针直刺 1 寸左右，得气后施以提插手法强刺激 20 次左右，并嘱患者深呼吸 2～3 次，留针 30 分钟，每 10 分钟行针 1 次。

✿ 素髎

【定位】　在面部，当鼻尖的正中央（图 1–99）。

【操作】　患者取坐位后仰或仰卧位，医者用左手拇、食指微捏鼻骨，右手持针向上斜刺 0.3～0.5 寸，施以捻转手法，针感以酸胀为度，亦可点刺出血数滴。

血小板减少性紫癜

血小板减少性紫癜是以血小板减少为特征的出血性疾病，多由于

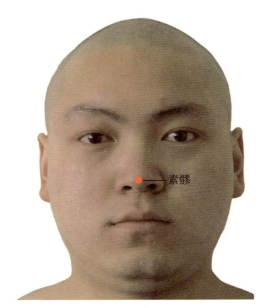

素髎

▲ 图1-99　素髎穴

骨髓病变、感染、放射线或化学用品的作用、脾脏功能亢进等原因所致。本病属中医学"斑疹"的范畴，病因多为脾虚气弱或脾不统血。

🌸 涌泉

【定位】　在足底部，卷足时足前部凹陷处，约当足底2、3趾趾缝纹头与足跟连线的前1/3/与后2/3的交点上（图1-100）。

【取穴】　仰卧，五趾跖屈，再屈足掌，足心前部正中凹陷处即是。

【操作】

挑刺法：患者取仰卧位，常规消毒后，用小针刀在涌泉穴划以长3毫米、深2毫米的切口，挤出少量皮下脂肪，然后用酒精棉球按

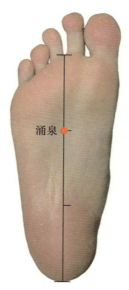

▲ 图1-100　涌泉穴

压10～15分钟。每次选用一个穴位，每10日1次，10次为1个疗程。

头　痛

头痛是临床常见的症状，可见于各种急慢性疾病中，多因颅内外痛觉敏感的组织受到刺激而引起的头部的疼痛。中医学认为，本病多与肝、脾、肾有关，病机为外邪侵袭经络，上犯巅顶，清阳之气受阻；或脏腑功能失调，气血亏虚，脑海失养；或外伤跌仆、久病气滞血瘀。根据头痛的部位可分为偏头痛、前头痛、后头痛、巅顶痛等。

❀ 液门

【定位】　在手背部，当第4、5指间，指蹼缘后方赤白肉际处（图1-101）。

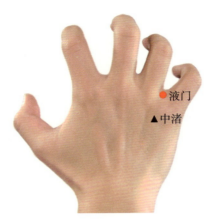

▲ 图 1-101　液门穴

【操作】

针刺法：患者取坐位或仰卧位，常规消毒后，用 1.5 寸毫针，顺着掌骨间隙避开浅静脉，斜刺 0.5～1 寸，施以捻转手法，待局部有酸、麻、胀感，并向指端和臂肘放射时，留针 15～30 分钟。

❀ 中渚

【定位】　在手背部，当第 4 掌指关节的后方，第 4、5 掌骨间凹陷处（图 1-102）。

【操作】

针刺法：患者取坐位或仰卧位，常规消毒后，用 1.5 寸毫针直刺 0.5～1 寸，施以提插捻转强刺激，使针感上达肩部或头部，留 30 分钟，每 10 分钟行针 1 次。本法适用于治疗肝阳上亢型偏头痛。

❀ 天牖

【定位】　在颈侧部，当乳突的后方直下，平下颌角，胸锁乳突肌的后缘（图 1-103）。

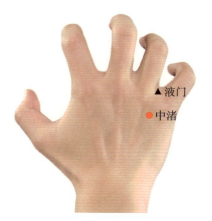

▲ 图 1-102　中渚穴

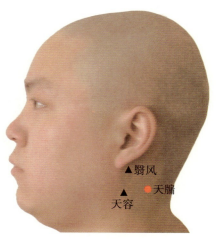

▲ 图 1-103　天牖穴

【操作】

针刺法：患者取俯卧位，将10厘米高的枕头垫于胸前，使头下垂靠床，医者双手中指沿手少阳三焦经循行路线在颈项部左右对照查找压痛点，一般多在天牖穴处，并标记。常规消毒后，医者押手拇指触及天牖穴并深压至第1颈椎横突骨面，另一手持针快速刺入皮肤，缓慢进针至骨面，待患者有明显酸胀感，并向枕顶部放射时，略提针，沿骨边缘反复提插3～5次，留针20分钟。

🌸 太阳

【定位】 在颞部，当眉梢与目外眦之间，向后约1横指的凹陷处（图1-104）。

【操作】

刺络拔罐法：患者取仰卧位，在太阳穴附近寻找暴露较明显的静脉血管，常规消毒后，用三棱针点刺出血，待血液自然流止后，

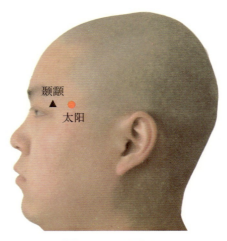

颞颥 ▲
● 太阳

▲ 图1-104 太阳穴

加拔火罐 3～5 分钟，起罐后用消毒棉球拭净血迹并按压片刻即可。

❀ 百会

【定位】　在头部，当前发际正中直上 5 寸，或头部正中线与两耳尖连线的交点处（图 1–105）。

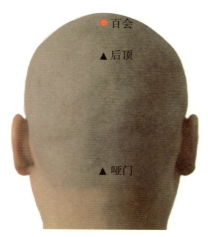

▲ 图 1–105　百会穴

【操作】

（1）穴位注射法：患者取仰卧位，常规消毒后，用注射器抽取相应药液，将针头快速刺入穴位，待局部有酸、麻、胀痛感时，若回抽无血，可缓慢注入药液，术毕用消毒棉球按压针孔数分钟，隔日 1 次。

（2）针刺法：患者取坐位或仰卧位，常规消毒后，用 1 寸毫针沿颅骨向后斜刺，成人 0.5～1 寸，儿童 0.3～0.5 寸，待患者局部产生酸、麻、胀感时，给予强刺激，留针 20 分钟，每日 1 次。

(3) 灸法：患者取坐位，医者剪去穴位及其周围约指甲大范围的头发，在穴位上涂以万花油或凡士林液，然后用艾绒做成麦粒大小的艾炷，并安放于穴位上，点燃令其完全烧尽为 1 壮，每次 3～5 壮，隔日 1 次。

✿ 阳溪

【定位】 在腕背横纹桡侧，手拇指向上翘起时，当拇短伸肌腱与拇长伸肌腱之间的凹陷中（图 1-106）。

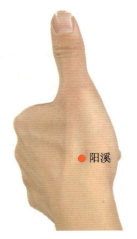

● 阳溪

▲ 图 1-106　阳溪穴

【操作】

针刺法：患者取坐位或仰卧位，常规消毒后，用 1.5 寸毫针快速斜刺 0.5～0.8 寸，待局部产生酸、麻、胀感后，依病情施以补泻手法，留针 30 分钟，期间可间断行针 3 次，每日 1 次。本法对阳明经头痛效果较佳。

❀ 内关

【定位】　在前臂掌侧，腕横纹上 2 寸，掌长肌腱与桡侧腕屈肌腱之间（图 1-107）。

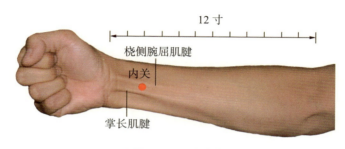

▲ 图 1-107　内关穴

【操作】

(1) 针刺法：患者取坐位或仰卧位，常规消毒后，医者押手拇指指甲用力横切按压于内关、大陵之间的皮肤上（以阻断其向手部感传的通路），用 2 寸毫针向上斜刺，施以提插捻转手法，使患者有酸、麻、胀感，并向肘部扩散，每日 1 次。

(2) 穴位注射法：患者取坐位或仰卧位，常规消毒后（急性期交叉使用，缓解期左右交替使用），用注射器抽取适当的药液，快速将针头刺入穴位，待患者局部有明显得气感时，若无回血，可将药液缓慢注入，每穴 1 毫升。急性期每日 1 次，缓解期隔日 1 次，10 次为 1 个疗程。

❀ 承山

【定位】　在小腿后面正中，委中与昆仑之间，当伸直小腿或足跟上提时，腓肠肌肌腹下出现尖角凹陷处（图 1-108）。

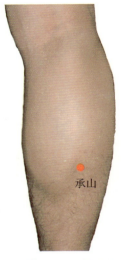

承山

▲ 图1-108　承山穴

【取穴】　①直立，两手上举按着墙壁，足尖着地，足跟用力上提，小腿后正中的肌肉紧张而出现"人"字形，"人"字尖下凹陷处即是。②俯卧，下肢伸直，足跖挺而向上，其腓肠肌部出现"人"字陷纹，其尖下凹陷处即是。③侧卧，下肢伸直，腘横纹中央与外踝尖平齐处连线的中点即是。

【操作】

针刺法：患者取俯卧位，常规消毒后，用2.5寸毫针快速直刺2寸左右，待局部产生酸、麻、胀感时，施以小幅度捻转手法1～2分钟，留针20～30分钟，每5分钟行针1次，每日1次。

❀ 昆仑

【定位】　在足部，外踝后方，当外踝尖与跟腱之间的凹陷处（图1-109）。

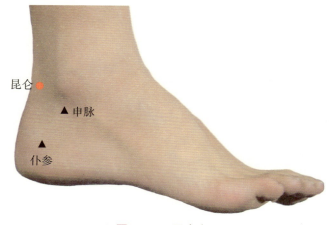

▲ 图1-109 昆仑穴

【取穴】 正坐垂足着地或俯卧位，经外踝尖作一水平线与跟腱外侧相交，外踝尖与该交点连线的中点即是。

【操作】

针刺法：患者取坐位，常规消毒后，用1.5寸毫针快速直刺0.5～1寸，得气后，小幅度捻转手法1～2分钟，使针感传到足小趾尖，直至患者头痛明显减轻或消失，留针15～20分钟，每日1次。

❁ 太溪

【定位】 在足内侧，内踝后方，当内踝尖与跟腱之间的凹陷处（图1-110）。

【操作】

针刺法：患者取仰卧位，常规消毒后，用1.5寸毫针，针尖沿内踝骨后缘向昆仑方向直刺，得气后，施以捻转手法，使患者自觉针下酸、麻、胀感，留针30分钟，每10分钟行针1次，每日1次。

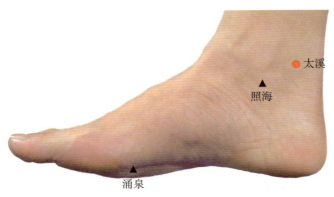

▲ 图 1-110　太溪穴

❀ 至阴

【定位】　在足小趾末节外侧，距趾甲角 0.1 寸。

【取穴】　正坐垂足着地或仰卧，于足小趾趾甲的外侧缘与基底部各作一条直线，两线交点处即是（图 1-111）。

【操作】

针刺法：患者取坐位，常规消毒后，用 0.5～1 寸毫针浅刺 0.1

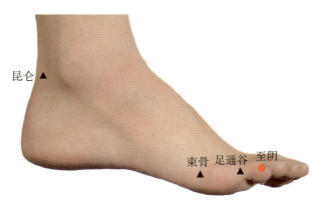

▲ 图 1-111　至阴穴

寸，施以捻转手法半分钟，以患者能耐受为度，留针 30 分钟，每 5 分钟行针 1 次。出针后任其出血或挤出血液 2～3 滴，以干棉球按压针孔片刻。每日或隔日 1 次，10 次为 1 个疗程，以 2 个疗程为限。

🏵 **涌泉**

【定位】 在足底部，卷足时足前部凹陷处，约当足底 2、3 趾趾缝纹头端与足跟连线的前 1/3 与后 2/3 的交点上（图 1-112）。

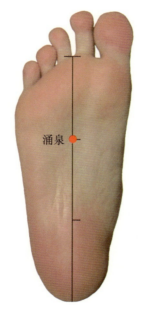

涌泉

▲ 图 1-112 涌泉穴

【取穴】 仰卧，五趾跖屈，再屈足掌，足心前部正中凹陷处即是。

【操作】

针刺法：患者取仰卧位，常规消毒后，用 2 寸毫针快速直刺 1

寸，或向太冲方向斜刺1～2寸，得气后，施以小幅度捻转或大幅度提插捻转手法，以患者能耐受为度，一般行针5分钟左右可见效，然后留针30分钟，期间可行针2～3次。每日1次，3次为1个疗程。

梅核气

梅核气，是指以咽中似有梅核阻塞，咯之不出，咽之不下，时发时止为主要表现的咽喉疾病，临床以咽喉中有异常感觉，但不影响进食为特征，多发于青壮年，以女性居多，相当于西医学中"咽部神经官能症""咽癔症""癔球"。

❀ **天突**

【定位】 在颈前区，前正中线上，胸骨上窝中央（图1–113）。

【操作】

针刺法：患者取坐位仰头，常规消毒后，用2寸毫针，在天突

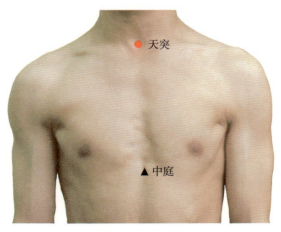

▲ **图1-113** 天突穴

穴直刺 0.2 寸，然后针尖转向下方，紧贴胸骨柄内后缘刺入 1～1.5
寸，待患者感到有明显掐勒或憋闷感觉时即可出针，若患者无此感
觉，可松动针尖方向，以获得针感。

✿ **太冲**

【定位】　在足背部，当第 1、2 跖骨间隙的后方凹陷处（图
1-114）。

【取穴】　足背，从第 1、2 趾间缝纹头向足背推，至其两骨联合
前缘凹陷中（约缝纹头上 2 横指）处即是。

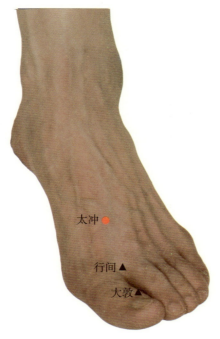

▲ **图1-114　太冲穴**

【操作】

针刺法：患者取仰卧位，常规消毒后，用 1.5 寸毫针快速直刺，嘱患者做吞咽动作，得气后留针 20 分钟，每 5 分钟提插捻转 10 次。

❀ 丰隆

【定位】 在小腿前外侧，当外踝尖上 8 寸，条口外，距胫骨前缘 2 横指（图 1-115）。

【取穴】 正坐屈膝，外膝眼（犊鼻）与外踝前缘平外踝尖处连线的中点，距胫骨前脊约 2 横指处即是。

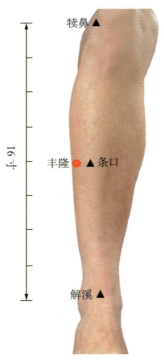

犊鼻 ▲

16 寸

丰隆 ● ▲条口

解溪 ▲

▲ 图 1-115 丰隆穴

【操作】

针刺法：患者取坐位，常规消毒后，用 1.5 寸毫针快速直刺 1 寸左右，得气后施以提插泻法，留针 20 分钟，每 5 分钟行针 1 次。每日 1 次，12 次为 1 个疗程，间隔 5 天进行第 2 个疗程。

失　眠

失眠，又称不寐，是指以睡眠时间减少为主要特征的疾病，临床表现为入睡困难、睡眠不实、醒而不能再入睡，常伴有头晕、头胀痛、心烦、焦虑等症状。中医学认为，本病病机为思虑过度，劳伤心脾；或肝肾阴虚，肝阳偏亢，上扰君火；或肾阴亏虚，心肾不交；或心胆虚怯，心神失养或脾胃不和等。

❀ 神门

【定位】　在腕部，腕掌侧横纹尺侧端，尺侧腕屈肌腱的桡侧凹陷处（图 1–116）。

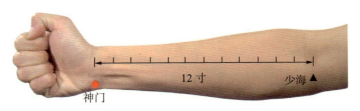

▲ 图 1–116　神门穴

【取穴】　仰掌，手掌小鱼际上角有一突起圆骨，其后缘向上可扪及一条大筋，这一大筋外侧缘（桡侧缘）与掌后腕横纹的交点即是。

【操作】

针刺法：患者取仰卧位，常规消毒，用 1～1.5 寸毫针直刺 0.5

寸，施以捻转手法 1～2 分钟，以患者自觉双臂酸沉，全身疲乏，有嗜睡之意为度，此时可不起针。保持室内安静，直至患者入睡。

❁ 安眠

【定位】 在颈部，翳风与风池连线的中点后侧发际处（图1–117）。

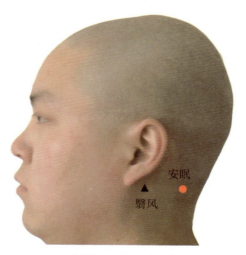

▲ 图 1–117　安眠穴

【操作】

针刺法：患者取坐位或俯卧位，常规消毒后，用 2.5 寸毫针，快速直刺 1.5～2 寸，施以捻转手法，使针感达同侧枕部、项部和颞部。每日 1 次，10 次为 1 个疗程。

❁ 大陵

【定位】 在腕掌横纹的中点处，当掌长肌腱与桡侧腕屈肌腱之间（图 1–118）。

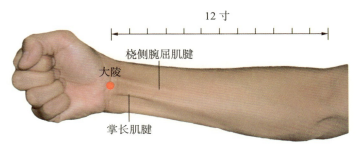

12 寸

桡侧腕屈肌腱

大陵

掌长肌腱

▲ 图 1-118　大陵穴

【操作】

针刺法：患者取仰卧位，仰手平放，掌臂伸直，常规消毒后，用 1.5 寸毫针沿尺、桡骨之间向外关穴透刺，得气后留针 30 分钟，每 5 分钟行针 1 次，使得气反应持续增强。

❀ 内关

【定位】　在前臂掌侧，腕横纹上 2 寸，掌长肌腱与桡侧腕屈肌腱之间（图 1-119）。

【操作】

针刺法：患者取仰卧位，常规消毒后，用 1.5 寸毫针向上斜刺，

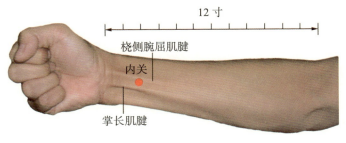

12 寸

桡侧腕屈肌腱

内关

掌长肌腱

▲ 图 1-119　内关穴

得气后，医者左手拇指按压在穴位局部，右手根据病情行针（刺激量不宜过大），留针 15～20 分钟，每 5 分钟行针 1 次。每日 1 次，一般 2～3 次即可收到不同程度的效果。

❀ 心俞

【定位】 在背部，当第 5 胸椎棘突下，旁开 1.5 寸（图 1-120）。

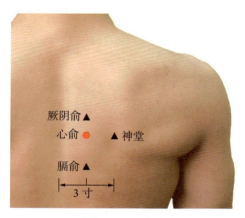

▲ **图 1-120** 心俞穴

【取穴】 平双肩胛骨下角的椎骨为第 7 胸椎，由此处往上推 2 个椎骨即为第 5 胸椎，其棘突下旁开 2 横指处即是。

【操作】

穴位注射法：患者于睡前半小时取俯卧位，常规消毒后，用注射器抽取 10% 葡萄糖注射液 1～3 毫升，将针头快速刺入穴位，进针深度视患者体质和肥瘦而定，若患者局部麻胀感较明显，则注入少许药液；若针感不明显，则注入稍多药液。实证者用泻法（快速推），虚证用补法（缓慢推注）。每日 1 次，每次只取一侧穴位，左右交替使用，10 次为 1 个疗程，疗程间隔 3～5 日。

❀ **涌泉**

【**定位**】　在足底部，卷足时足前部凹陷处，约当足底 2、3 趾趾缝纹头端与足跟连线的前 1/3 与后 2/3 的交点上（图 1–121）。

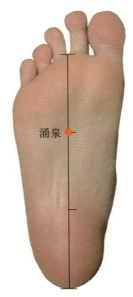

涌泉

▲ **图 1–121**　**涌泉穴**

【**取穴**】　仰卧，五趾跖屈，再屈足掌，足心前部正中凹陷处即是。

【**操作**】

(1) **药敷法**：取朱砂 3～5 克，研成细末，用干净纱布一块，先涂浆糊少许，后将朱砂均匀黏附于上，于睡觉前贴敷于双侧穴位（使用时应先用热水洗脚），外用胶布固定。本法对各种原因引起的失眠均有显著疗效，一般 1 次即可见效。

(2) **灸法**：患者晚上睡觉前，先用温热水泡脚 10 分钟，擦干后上床仰卧并盖好被褥，露出双脚，宁神镇静片刻，由患者家属将清艾条点燃，对准涌泉穴施行温和灸，以患者感觉温热舒适为度，每穴各灸 15～20 分钟。每日 1 次，7 次为 1 个疗程。

❀ 攒竹

【定位】 在面部，当眉头凹陷中，眶上切迹处（图 1-122）。

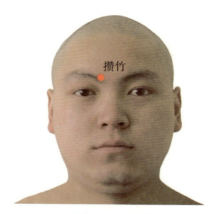

▲ 图 1-122 攒竹穴

【取穴】 患者皱起眉毛时，眉头内侧端隆起处即是。

【操作】

推拿法：患者取仰卧位，医者位于患者头侧，先施以开天门、分阴阳法 3 分钟，然后用左手固定患者头部，右手中指和无名指轻轻按揉双侧攒竹穴，力量以患者自觉眼睑部沉重并舒服为宜，持续施术 10～15 分钟，每日 1 次。

眩　晕

眩晕，是指头晕旋转、眼目昏花，常伴有恶心、呕吐等，为临床上常见病症，高血压、动脉硬化、贫血、神经官能症、梅尼埃病、脑部肿瘤等均可引起眩晕。中医学认为，本病多与肝、脾、肾三脏有关，脾胃虚弱、气血生化不足，不能上达于头目；肾水不足，水不涵木，肝阳上扰清窍；或痰湿上蒙清窍等均可致眩晕。

❀ **晕听区**

【**定位**】 在头部，耳尖直上 1.5 厘米，向前后各行 2 厘米的水平线（图 1-123）。

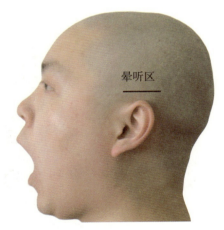

▲ **图 1-123** 晕听区

【**操作**】

针刺法：患者取坐位或仰卧位，常规消毒后，用 2.5 寸毫针快速进针，施以捻转手法，每分钟 180～200 次，持续 2～3 分钟，每 10 分钟行针 1 次，共 4 次，起针。

❀ **百会**

【**定位**】 在头部，当前发际正中直上 5 寸，或头部正中线与两耳尖连线的交点处（图 1-124）。

【操作】

灸法：患者取坐位，剪去穴位及其周围约指甲大范围的头发，取艾绒少许做成黄豆大小的艾炷，首次将两壮合并放在穴上，用线香点燃，当燃至 1/2 时，右手持厚纸片将其压熄留下残绒，以后连续加在前次的残绒上，每个艾炷燃至无烟为止，每次 25～30 壮，以患者自觉有热力从头皮渗入脑内为度。本法适用于治疗内耳性眩晕。

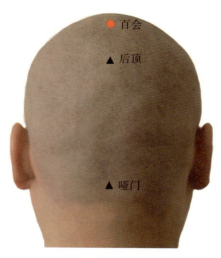

▲ 图1-124　百会穴

❀ 听宫

【定位】　在面部，耳屏前，下颌骨髁状突的后方，张口时呈凹陷处（图 1-125）。

【操作】

针刺法：患者取仰卧位，常规消毒后，用 3 寸毫针，针尖向后

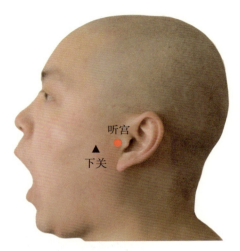

▲ 图 1-125 听宫穴

下快速斜刺 1.5～2 寸，使患者局部有酸、麻、胀感，并尽可能扩散至半侧面部，有时亦可有鼓膜向外膨胀的感觉，留针 20～30 分钟。每日 1 次，7 次为 1 个疗程。

❀ 太冲

【定位】 在足背部，当第 1、2 跖骨间隙的后方凹陷处（图 1-126）。

【取穴】 足背，从第 1、2 趾间缝纹头向足背上推，至其两骨联合前缘凹陷中（约缝纹头上 2 横指）处即是。

【操作】

(1) 针刺法：患者取仰卧位，常规消毒后，用 2 寸毫针向涌泉方向斜刺 1～1.5 寸，得气后，施以九六补泻手法，留针 30～60 分钟，每 10 分钟行针 1 次，每日 1 次。

(2) 穴位注射法：患者取仰卧位，医者先用右手拇指在太冲穴周

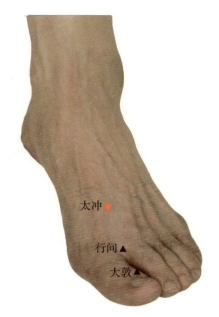

太冲

行间▲

大敦▲

▲ 图1-126　太冲穴

围切按，寻找到痛点后，常规消毒局部皮肤，用5毫升注射器抽取清开灵注射液2毫升，再配以苯甲醇0.5毫升，快速直刺1寸左右，施以提插捻转手法，得气后若回抽无血，可缓慢注入药液，每穴各半量。隔日1次，7次为1个疗程，疗程间隔5日。

🌸 列缺

【定位】　在前臂桡侧缘，桡骨茎突上方，腕横纹上1.5寸，当肱桡肌与拇长展肌腱之间（图1-127）。

【取穴】　①两手张开虎口，垂直交叉，一侧食指压于另一侧的腕后桡侧高突处，当食指尖端凹陷处即是。②握拳，掌心向内，手腕稍下垂，腕后桡侧可见一高突骨，用力握拳时其上方凹陷处即是。

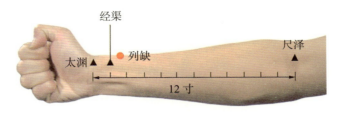

▲ 图 1-127　列缺穴

③立拳，拇指向外上方翘起，先取两筋之间的阳溪穴，该穴上 1.5 寸桡骨茎突中部的凹陷处即是。

【操作】

(1) 针刺法：患者取坐位或仰卧位，常规消毒后，用 1 寸毫针，逆经脉循行方向快速平刺 0.5 寸左右，得气后，施以平补平泻手法 5 分钟，留针 40 分钟，每 5 分钟行针 1 次。每日 1 次，10 次为 1 个疗程，疗程间隔 3 日，以 3 个疗程为限。

(2) 穴位注射法：患者取仰卧位，常规消毒后，用注射器抽取复方丹参注射液 1 毫升，逆经方向平刺约 0.5 寸，待局部有酸、麻、胀感后，若回抽无血，则缓慢注入药液，每穴 0.5 毫升，出针后稍按压针孔片刻。隔日 1 次，5 次为 1 个疗程，以 2 个疗程为限。

❀ 阳陵泉

【定位】　在小腿外侧，当腓骨头前下方凹陷处（图 1-128）。

【取穴】　正坐，屈膝成直角，膝关节外下方，腓骨小头前缘与下缘交叉的凹陷处即是。

【操作】

(1) 穴位注射法：患者取仰卧位，常规消毒后，用注射器抽取盐酸消旋山莨菪碱注射液 10 毫克，快速刺入穴位，稍加提插，待局部

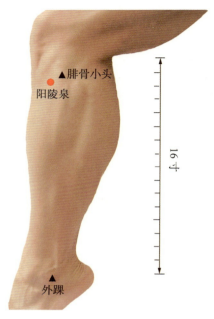

▲ 图1-128　阳陵泉穴

有酸胀感并向下肢放散时，若回抽无血，则缓慢注入药液，每穴5毫克。每日1次，3次为1个疗程。

（2）灸法：患者取坐位，用万花油点蘸穴位，取艾绒制成麦粒大小艾炷，直接置于双侧阳陵泉上，点火施灸，当患者自觉局部皮肤有灼热感，且艾炷未燃尽时，易炷再灸，每穴7壮，以局部皮肤产生红晕为止，每日1次，一般即刻获效。

❀ **足三里**

【定位】　在小腿前外侧，当犊鼻穴下3寸，距胫骨前缘1横指（图1-129）。

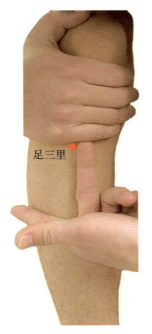

足三里

▲ 图1-129 足三里穴

【取穴】 ①站位，用同侧手张开，虎口围住髌骨上外缘，四指直指向下，中指尖的所指处即是。②正坐屈膝，以本人之手按在膝盖上，食指抚着膝下胫骨，当中指尖处即是。③正坐屈膝，用手从膝盖正中往下摸取胫骨粗隆，胫骨粗隆外下缘直下1寸处即是。

【操作】

穴位注射法：患者仰卧位，常规消毒后，用注射器套抽取适当药液，快速直刺1.5寸左右，待患者自觉有酸、麻、胀感时，若回抽无血，则缓慢注入药液，出针后按压针孔片刻。

枕神经痛

枕神经痛较为常见，可分为原发性和继发性两种，呈阵发性剧烈疼痛，位于枕部和后颈部。原发性枕神经痛多发于青壮年，发病前大多有受凉、劳累、潮湿、不良睡姿等诱因；继发性枕神经痛最常见于上呼吸道感染之后。本病属中医学"头痛"范畴。

❀ 风池

【定位】 在项部，当枕骨之下，与风府相平，胸锁乳突肌与斜方肌上端之间的凹陷处（图 1–130）。

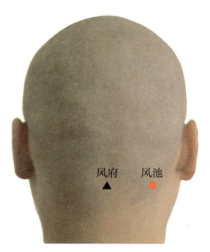

▲ 图 1–130 风池穴

【取穴】 患者俯伏坐位，医者以拇、食指从枕骨粗隆两侧向下推按，至枕骨下缘凹陷处与乳突之间，即斜方肌与胸锁乳突肌之间，用力按之有酸胀麻感处即是。

【操作】

针刺法：患者取坐位稍低头，常规消毒后，取 2 寸毫针，向咽喉方向斜刺 1.5 寸，得气后施以捻转手法 1 分钟，留针 20 分钟，再次捻转 1 分钟后起针，每日 1 次。

🌸 脑空

【定位】　在头部，当枕外隆凸的上缘外侧，头正中线旁开 2.25 寸，平脑户（图 1-131）。

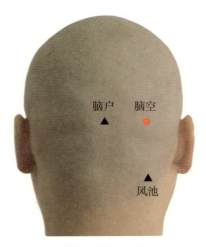

▲ 图 1-131　脑空穴

【操作】

针刺法：患者取俯卧位，常规消毒后，用 1～2 寸毫针，从风池向乳突内侧及痛点斜刺，从天柱向乳突后下方、头上方及痛点斜刺，若双侧痛则取双侧穴位，得气后施以提插手法，每穴 10～15 次，留针 30 分钟，每 15 分钟行针 1 次。

癫 痫

癫痫，俗称"羊痫风"，是一种反复发作的短暂性脑功能失常性疾病，临床以突然倒地，不省人事，口吐涎沫，四肢抽搐，醒如常人为主要表现，以突然发病，持续时间短暂，反复发作为特征。中医学认为，本病与肝、脾、肾密切相关，多为风痰气逆所致。

❀ 腰奇

【定位】 在骶部，后正中线上，骶椎棘突下方，尾骨端直上 2 寸（图 1–132）。

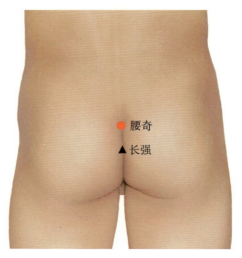

腰奇

长强

▲ 图 1–132　腰奇穴

【操作】

针刺法：患者取俯卧位，常规消毒后，用 3～3.5 寸毫针沿脊椎向上斜刺 2～2.5 寸，待患者局部有明显针感后，留针 30 分钟。

❀ 四神聪

【定位】　在头顶部，当百会前后左右各 1 寸处，共 4 个穴位（图 1-133）。

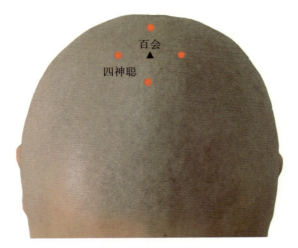

百会

四神聪

【取穴】　以两耳尖连线的中点为圆心，以 1 横指（约 1 寸）为半径作圆，该圆周与两耳尖连线及前后正中线的 4 个交点即是。

【操作】

针刺法：患者取坐位，常规消毒后，用 1 寸毫针平刺至帽状腱膜，0.3～0.5 寸，施以平补平泻法，待患者自觉有酸、麻、胀感时，留针 20～30 分钟，期间可多次行针或接电针仪。亦可前四神聪穴向面部斜刺，后四神聪穴向脑后斜刺，左右四神聪直刺 0.2～0.3 寸，留针 30 分钟，期间不行针，若癫痫发作次数频繁者可酌情延长留针时间。

❀ 涌泉

【定位】 在足底部,卷足时足前部凹陷处,约当足底 2、3 趾趾缝纹头端与足跟连线的前 1/3 与后 2/3 的交点上(图 1–134)。

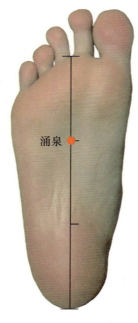

涌泉

▲ 图 1–134　涌泉穴

【取穴】 仰卧,五趾跖屈,再屈足掌,足心前部正中凹陷处即是。

【操作】

针刺法:患者取仰卧位,常规消毒后,用 1.5 寸毫针快速直刺 0.5 寸,施以捻转手法,发作期给予强刺激,间歇期或平稳期给予弱刺激,留针 30 分钟,每 5～10 分钟行针 1 次。每日 1 次,14 次为 1

个疗程，以 3 个疗程为限，同时配合口服中药荜菝，取荜菝 500 克研末，早晚各 5 克，连续服用 50 日。

❀ 神门

【定位】　在腕部，腕掌侧横纹尺侧端，尺侧腕屈肌腱的桡侧凹陷处（图 1–135）。

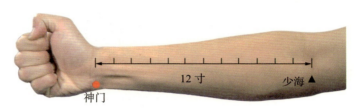

▲ 图 1–135　神门穴

【取穴】　仰掌，手掌小鱼际上角有一突起圆骨，其后缘向上可扪及一条大筋，这一大筋外侧缘（桡侧缘）与掌后腕横纹的交点即是。

【操作】

针刺法：患者取坐位或仰卧位，常规消毒，用 1.5 寸毫针，针尖向大陵方向快速斜刺 1～1.3 寸，以透刺至大陵穴为度，得气后施以捻转手法，留针 30 分钟，每日 1 次。

三叉神经痛

三叉神经痛，是指在一侧面部三叉神经分布范围内反复发作的阵发性剧烈疼痛为主要表现的脑神经疾病。其特点为发作性、刀割样、撕裂样或烧灼样剧痛，持续时间为数秒钟到数分钟，常因说话、咀嚼、刷牙或触摸面部某一区域而诱发，这种激发点称为"扳机点"，多见于中年人，女性多于男性，属中医学"面痛"范畴。

❀ 头穴

【定位】 第一支痛，选用太阳透下关（图 1-136）；第二支痛，选用下关（图 1-137）；第三支痛，选用颊车透大迎（图 1-138）。

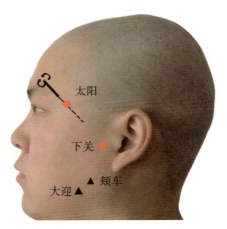

▲ 图 1-136　太阳透下关

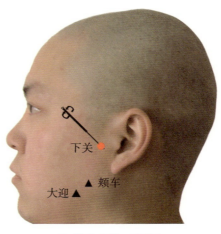

▲ 图 1-137　下关穴

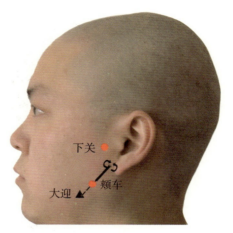

▲ 图 1-138　颊车透大迎

太阳位于颞部，当眉梢与目外眦之间，向后约 1 横指的凹陷处；下关位于面部耳前方，当颧弓与下颌切迹所形成的凹陷中；颊车位于面颊部，下颌角前上方 1 横指，当咀嚼时咬肌隆起，按之凹陷处；大迎在下颌角前方，咬肌附着部前缘，当面动脉搏动处。

【操作】　患者取坐位或仰卧位，常规消毒，直刺时针尖要接触骨面，斜刺时针体要紧贴骨面。一般施以捻转手法 10 分钟，不进行提插，刺激强度根据患者体质和耐受程度而定。

❀ 下关

【定位】　在面部耳前方，当颧弓与下颌切迹所形成的凹陷中（图 1-139）。

【取穴】　①闭口，由耳屏向前 1 横指处即是。②闭口，由耳屏向前可触及一高骨，其下方有一凹陷处即是，张口则该凹陷会闭合

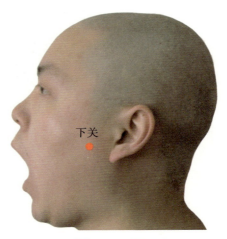

▲ 图1-139　下关穴

且突起。

【操作】

针刺法：患者取坐位或仰卧位，常规消毒后，用2寸毫针，从患侧下关穴向对侧下颌角方向斜刺1～1.5寸，当触电样感觉传至患侧下颌时，施以提插手法20～50次，以增强针感，隔日1次。

❀ 下颌穴

【定位】　在面部，下颌骨体下缘，距下颌角1.5～2厘米，下颌切迹内侧面凹陷处（图1-140）。

【操作】

针刺法：患者取坐位或仰卧位，常规消毒后，用1.5寸毫针直刺，施以强刺激手法，待局部有明显针感后，连接电针仪15～20分钟，留针20～30分钟。

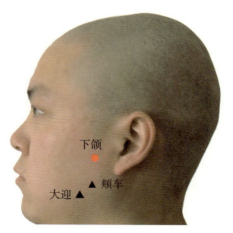

▲ 图1-140　下颌穴

面神经麻痹

面神经麻痹，俗称吊线风，多因寒冷、风湿等刺激，或病毒感染等导致面神经发炎，表现为面部向健侧歪斜，前额无皱纹，闭眼时眼睑有裂缝，口角下坠，鼻唇沟平坦，患侧不能做皱眉、闭眼、鼓气、露齿等动作。本病属中医学"口眼㖞斜"的范畴，多为气血虚弱，经络空虚，或感受风寒之邪所致。

❀ 翳风

【定位】　在耳垂后方，当乳突与下颌角之间的凹陷处（图1-141）。

【取穴】　将耳垂向后按，耳垂的边缘处，乳突前方凹陷处即是。

【操作】

针刺法：患者取坐位或俯卧位，常规消毒后，用 2 寸毫针，向鼻尖方向斜刺 1～1.5 寸，施以泻法，以患者局部有酸、麻、胀感并

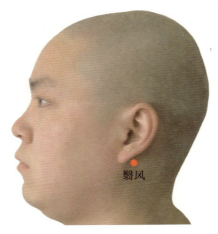

翳风

▲ 图1-141　**翳风穴**

向面部扩散为度，留针30分钟。可让患者自行按摩眼睑周围、唇角、眉头、眉梢、额、颊等部，以皮肤发热为度。每日1次，10次为1个疗程。或以翳风为主穴，配以颊车、地仓、人中、承浆、攒竹、四白、合谷等穴，体弱者配足三里。

❀ 阳陵泉

【**定位**】　在小腿外侧，当腓骨头前下方凹陷处（图1-142）。

【**取穴**】　正坐，屈膝成直角，膝关节外下方，腓骨小头前缘与下缘交叉的凹陷处即是。

【**操作**】

针刺法：患者取坐位或仰卧位，常规消毒后，用1.5寸毫针向下斜刺1.2寸左右，待局部产生酸、麻、胀等得气感后，施以平补平泻手法，以针感下传至足趾为佳，留针20～30分钟，每10分钟行针1次。每日1次，一般3～10次可治愈。

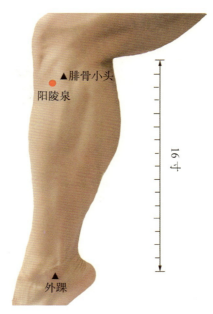

图中标注：▲腓骨小头、阳陵泉、16 寸、▲外踝

▲ 图 1-142 阳陵泉穴

❀ 后溪

【定位】 在手掌尺侧，微握拳，当小指本节（第 5 掌指关节）后的远侧掌横纹头赤白肉际处（图 1-143）。

【取穴】 ①仰掌握拳，第 5 掌指关节后，有一皮肤皱襞，其尖端即是。②仰掌半握拳，手掌第 2 横纹尺侧端即是。③仰掌半握拳，手掌尺侧，小指掌指关节后，即第 5 掌骨头后缘凹陷处，其手掌面、背面交界线（赤白肉际）即是。

【操作】

针刺法：患者取仰卧位并微握拳，常规消毒后，用 2 寸毫针快速直刺 0.5～1 寸，得气后施以提插捻转手法，每 15 分钟行针 1 次，

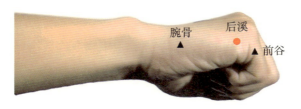

▲ 图1-143　后溪穴

留针30分钟。隔日1次，7次为1个疗程。此外加珍珠透骨草90克，清水浸泡30分钟后，煎20分钟，取其药液300毫升，分2次口服，每日1剂。

❀ **颊车**

【定位】　在面颊部，下颌角前上方约1横指，当咀嚼时咬肌隆起，按之凹陷处（图1-144）。

【取穴】　①由下颌角向前上方可触及一凹陷，用手指按压有酸胀感，上下齿咬紧时局部肌肉隆起处即是。

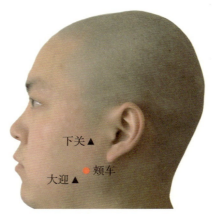

▲ 图1-144　颊车穴

【操作】

(1) **药敷法**：取 1 枚巴豆研末，贴敷于患侧穴位上，外用消毒敷料覆盖，胶布固定，可同时配合热敷。本法对病程在 10 日内的患者疗效较好，对病程在 3 个月以上的患者效果欠佳。

(2) **穴位系发法**：患者取仰卧位，常规消毒后，用持针器夹持带有 5～6 厘米已消毒的发丝的皮肤缝合针，从患侧颊车穴的一侧快速刺入，穿过皮下组织，从穴位的另一侧穿出，轻轻按揉局部，放松皮肤，使发丝不紧不松地埋入皮下组织，最后系上发丝的两头，敷盖上纱布固定即可。隔日 1 次，4 次为 1 个疗程。本法适用于各种类型的面瘫，尤其对急性面瘫有特殊疗效。

🌸 颧髎

【定位】　在面部，当目外眦直下，颧骨下缘凹陷处（图 1-145）。

【取穴】　经目外眦向下作一条地面的垂直线，再经鼻翼下缘作一条地面的平行线，两线交点处即是。

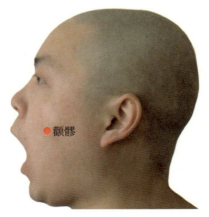

▲ 图 1-145　颧髎穴

【操作】

点刺放血法：患者取坐位或仰卧位，医者用押手拇、食指从穴周向穴位中央推按，常规消毒患侧穴位皮肤，用细三棱针快速点刺0.1～0.2寸，双手轻轻挤压针孔周围，使出血3～5毫升，最后用消毒棉球按压针孔片刻。每日1次，初起者一般7次即可获愈，若不能康复则每2～3天放血1次，5次为1个疗程，持续3～4个疗程，疗程间隔5日。

面肌痉挛

面肌痉挛，主要表现为面部肌肉不自主抽搐，呈阵发性，且不规则，常发生于眼睑、口角、颊等部位，精神紧张或过度疲劳时可加重，入睡后停止，多见于中老年女性。

✿ 四白

【定位】　在面部，目正视，瞳孔直下，当眶下孔凹陷处（图1-146）。

【操作】

针刺法：患者取仰卧位，常规消毒患侧穴位后，用1.5寸毫针从承泣稍下方成45°向下斜刺0.5～1寸，得气后强刺激，每5分钟行针1次，留针30分钟。隔日1次，7次为1个疗程。

✿ 后溪

【定位】　在手掌尺侧，微握拳，当小指本节（第5掌指关节）后的远侧掌横纹头赤白肉际处（图1-147）。

【操作】

针刺法：患者取仰卧位，常规消毒后，用2寸毫针直刺，施以

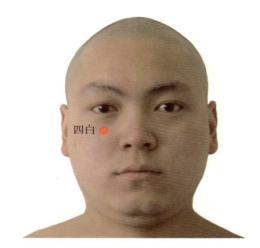

▲ 图1-146　四白穴

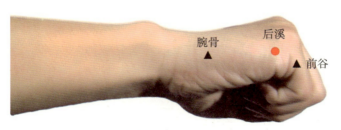

▲ 图1-147　后溪穴

提插捻转手法，患者明显得气后，大幅度捻转 2～3 次，再行提插手法 5～7 次，增强针感，以患者能耐受为度，每 3～5 分钟行针 1 次，待症状消失后，留针 30 分钟，若进针 10 分钟症状无减轻，应取对侧后溪穴，施以同样手法。每日 1 次。

肋间神经痛

肋间神经痛，是指在一支或几支肋间神经支配区发生的剧烈疼痛，疼痛多呈发作性，可沿肋间神经放射，疼痛区域查体可见感觉过敏，相应脊柱旁有明显压痛。本病属中医学"胸胁痛"的范畴，多因肝气郁结、瘀血阻络、外感湿热之邪，或肝阴不足等，以致不通则痛或不荣则痛。

❀ **夹脊**

【**定位**】 在背腰部，当第 1 胸椎至第 5 腰椎棘突下，后正中线旁开 0.5 寸，每侧 17 穴（图 1–148）。

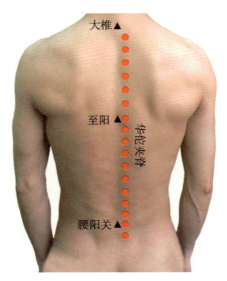

▲ **图 1–148　夹脊穴**

【**取穴**】 从项后脊柱最上方突起的椎骨，向下推 1 个椎骨为第 1 胸椎；骨盆最宽点（髂结节）的连线与背部正中线相交处为第 5 腰椎。从第 1 胸椎依次至第 5 腰椎棘突下，后正中线旁开 0.5 寸处即是。

【操作】

针刺法：患者取俯卧位，取疼痛相应节段的夹脊穴常规消毒后，用 2 寸毫针向脊柱方向斜刺 1.5 寸，待患者有电击样感觉向前沿肋间扩散时，留针 30 分钟，每 10 分钟行针 1 次。

胁　痛

胁痛，是指以一侧或两侧胁肋疼痛为主要表现的病症，多因七情郁结，肝气失于条达，经络受阻；或因跌仆损伤，瘀阻脉络等所致，是肝胆疾病中常见的症状。

❀ 阳陵泉

【定位】　在小腿外侧，当腓骨小头前下方凹陷处（图 1-149）。

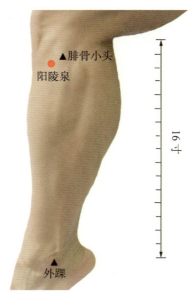

▲腓骨小头

阳陵泉

16 寸

外踝

▲ 图 1-149　阳陵泉穴

【取穴】 正坐，屈膝成直角，膝关节外下方，腓骨小头前缘与下缘交叉的凹陷处即是。

【操作】

针刺法：患者取坐位或仰卧位，常规消毒后，用2寸毫针直刺1.5寸，得气后，施以捻转泻法，同时嘱患者深呼吸、咳嗽、做举臂动作，或其他能引起疼痛加剧的动作，一般疼痛可立即减轻，留针30分钟，期间不行针。一侧胁痛针患侧，两侧胁痛针双侧。

❀ 内关

【定位】 在前臂掌侧，腕横纹上2寸，掌长肌腱和桡侧腕屈肌腱之间（图1-150）。

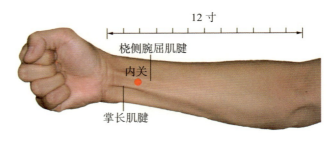

▲ 图1-150　内关穴

【操作】

针刺法：患者仰卧位，常规消毒后，用1.5寸毫直刺1寸，采用平补平泻手法，以针感向上臂内侧传导为佳，留针30分钟，每5分钟行针1次，同时嘱患者随针刺做深呼吸。每日1次，10次为1个疗程。

癔　症

癔症，又称歇斯底里症，是一种常见的神经官能症，多发于女性。本病多有精神、感觉、运动神经及自主神经等方面的异常，表现为精神错乱、时哭时笑、手舞足蹈、乱唱乱骂，或瘫痪、失语、失音、失明等。

✿ 后溪

【定位】 在手掌尺侧，微握拳，当小指本节（第 5 掌指关节）后的远侧掌横纹头赤白肉际处（图 1–151）。

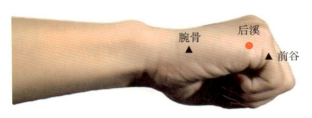

▲ 图1–151 后溪穴

【操作】

针刺法：患者取仰卧位，常规消毒后，用 1.5 寸毫针直刺，边捻转边询问患者感觉，一般在 1～3 分钟内会伴随患者喊"疼"的声音而获得痊愈。此法适用于治疗癔病性失音。

✿ 阿是穴

【定位】 根据病变所在部位选择与疾病相关的神经点，如下肢瘫痪取坐骨神经点。

【操作】

针刺法：患者取相应体位，刺激点常规消毒后，用自制的直径为 0.5～1 毫米的、不同长度的弹拨针快速刺入皮肤，一边缓慢进针，一边与神经干成垂直方向轻轻划动针体，医者自觉手下有弹拨感，依患者体质强弱及病情程度施以不同程度刺激，使患者局部肌肉跳动，并自觉有触电感（图1-152）。起针后用干棉球按压针孔片刻，注意必须出现较好的针感，若无针感，表示没有刺激到神经干，应调整针刺深度和方向后继续施术。

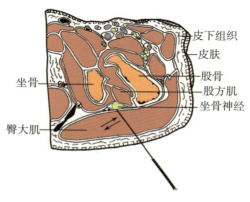

▲ 图1-152　针刺阿是穴

❀ **通里**

【定位】　在前臂掌侧，当尺侧腕屈肌腱的桡侧缘，腕横纹上1寸（图1-153）。

【取穴】　仰掌，手掌小鱼际小角有一突起圆骨，其后缘向上可摸到一条大筋，沿着这条大筋外侧缘（桡侧）向上1横指处即是。

【操作】

针刺法：患者取坐位或仰卧位，常规消毒后，用1寸毫针直刺0.5寸，施以提插手法，待局部产生酸、麻、胀等针感后，施以捻转行补法，然后调整针尖朝向上臂，使针感向肘及上臂传导，持针静待2分钟，留针15～20分钟。

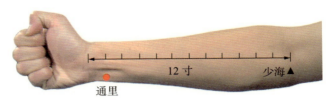

▲ 图 1-153　通里穴

❀ 内关

【定位】　在前臂掌侧，腕横纹上 2 寸，掌长肌腱与桡侧腕屈肌腱之间（图 1-154）。

【操作】

针刺法：患者癔症发作时，助其取仰卧位，医者二人分立于患者左右侧，常规消毒后，用 2 寸毫针同时刺入穴位，待局部有得气感后，施以泻法 2～5 分钟，留针 20～30 分钟。每日 1 次，一般 1～4 次即可获效。

❀ 合谷

【定位】　在手背，第 1、2 掌骨间，当第 2 掌骨桡侧的中点处（图 1-155）。

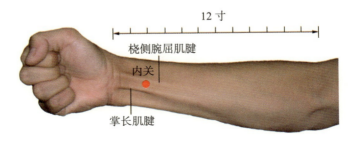

▲ 图 1-154　内关穴

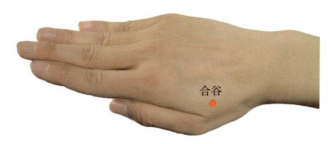

▲ 图1-155　合谷穴

【取穴】　①拇、食指张开，使虎口拉紧，另一手的拇指关节横纹压在虎口上，拇指关节向前弯曲压在对侧的拇、食指指蹼上，拇指尖所指处即是。②拇、食指并拢，两指掌骨间有一肌肉隆起（骨间背侧肌），隆起肌肉的顶端即是。

【操作】

针刺法：患者取坐位，常规消毒后，用2寸毫针，向劳宫方向快速平刺1.5寸左右，待局部有酸、麻、胀等针感后，施以捻转手法平补平泻，行针3～5分钟，留针20分钟，每日1次。

🌸 涌泉

【定位】　在足底部，卷足时足前部凹陷处，约当足底2、3趾趾缝纹头端与足跟连线的前1/3与后2/3的交点上（图1-156）。

【取穴】　仰卧，五趾跖屈，再屈足掌，足心前部正中凹陷处即是。

【操作】

针刺法：患者取仰卧位，医者先揉按患者双足心片刻，常规消毒后，用1寸毫针快速刺入皮下，一边行紧按慢提伴捻转的手法，一边观察患者表情，同时进行语言诱导。若5分钟后仍不缓解，加

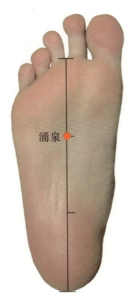

▲ 图 1-156　涌泉穴

刺对侧穴位，经双侧行针仍不能恢复者，每 5 分钟交替行针 1 次，直至恢复。

❀ 足三里

【定位】　在小腿前外侧，当犊鼻穴下 3 寸，距胫骨前缘 3 横指（图 1-157）。

【取穴】　①站位，用同侧手张开，虎口围住髌骨上外缘，四指直指向下，中指尖的所指处即是。②正坐屈膝，以本人之手按在膝盖上，食指抚着膝下胫骨，当中指尖处即是。③正坐屈膝，用手从膝盖正中往下摸取胫骨粗隆，胫骨粗隆外下缘直下 1 寸处即是。

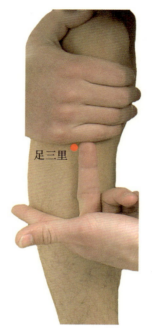

足三里

▲ 图1-157 足三里穴

【操作】

针刺法：患者仰卧位屈膝，常规消毒好，用2寸毫针直刺进针1～1.5寸，待患者自觉有酸、麻、胀或触电感后，施以捻转手法1～2分钟，以针感传至大腿和足背为佳，留针20～30分钟，每5分钟行针1次，每日1次。

第2章 皮肤科疾病

斑　秃

斑秃，俗称"油风"，主要表现为圆形或椭圆形、大小不等的非瘢痕性脱发，脱发部头皮光滑，界限清楚，不痛不痒。多为血虚不能荣养皮肤，或风盛血燥，发失所养所致。

❀ 阿是穴

【定位】 斑秃局部。

【操作】

(1) 点刺出血法：病程较长，脱发面积小，对针刺耐受力强者，宜重叩梅花针，至局部微微出血，严重者叩毕后局部涂抹少许生发水，以强刺激；脱发面积大、时间短，或对针刺耐受力差者，采用轻叩刺，至局部发红即可。每日或隔日 1 次。

(2) 灸法：患者取坐位或仰卧位，剃掉斑秃周围毛发，常规消毒后，用梅花针叩刺，使之微渗出血，用生姜片擦皮损部位直至产生灼热感，然后施以艾条灸，温度以患者能耐受为度，灸 2～3 分钟，每日 1 次。

🌸 肾俞

【定位】 在腰部，当第 2 腰椎棘突下，后正中线旁开 1.5 寸（图 2-1）。

【取穴】 由肚脐正中作线环绕身体一周，该线与后正中线的交点即为第 2 腰椎，其棘突下旁开 2 横指处即是。

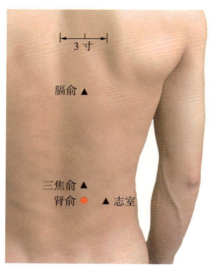

▲ 图 2-1　肾俞穴

【操作】

穴位注射法：患者取俯卧位，常规消毒后，用无菌注射器抽取维生素 B_1 注射液、维生素 B_{12} 注射液各 1 毫升，将针头快速刺入肾俞穴，待局部有酸胀感后，若回抽无血，则缓慢注入药液，每侧穴位各半量。然后常规消毒患处皮肤及两侧风池穴，用梅花针从脱发边缘开始，呈螺旋状向中心区叩刺，要求用力适中、均匀，以患处皮肤出现红晕或微出血为度；两侧风池各叩刺 50 下。叩刺完毕后，用清艾条在患处及两侧风池穴施行雀啄灸，各 5 分钟，以皮肤有温热感而不灼痛为度。每日或隔日 1 次，10 次为 1 个疗程，疗程间隔 3 日。

荨麻疹

荨麻疹，俗称"风疙瘩"，是一种常见的变态反应性疾病，多由于某些食物、药物，或寒冷刺激而诱发致病。主要表现为皮肤突然出现风团，呈粉红色或白色，大小不等，边界清楚，轻者以瘙痒为主，重者可伴有恶心、呕吐、发热、腹泻，甚至呼吸困难，属中医学"瘾疹"范畴。

✿ 后溪

【定位】　在手掌尺侧，微握拳，当小指本节（第 5 掌指关节）后的远侧掌横纹头赤白肉际处（图 2-2）。

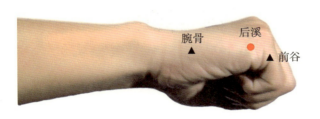

腕骨　　后溪　　前谷

▲ 图 2-2　后溪穴

【操作】

针刺法：患者取仰卧位，常规消毒后，取 1.5 寸毫针，针尖向劳宫方向直刺，施以提插手法强刺激，先泻后补，留针 20～30 分钟。每日 1 次，左右交替使用，2 周为 1 个疗程。

❀ 神阙

【定位】 在腹中部，脐中央（图 2-3）。

【操作】

拔罐法：患者取仰卧位，医者将一枚大头针扎入塑料盖放置于穴位处，然后把酒精棉插到大头针上并点燃，立即将火罐罩在上面，待吸力不紧后取下，连续 3 次，每日 1 次，3 日为 1 疗程。

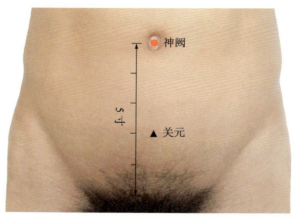

▲ 图 2-3　神阙穴

❀ 大椎

【定位】 在颈后部，第 7 颈椎棘突下凹陷中（图 2-4）。

【取穴】 坐位低头，项后脊柱最上方可见一隆起，且能随颈部左右摆动而转动，为第 7 颈椎，其下缘凹陷处即是。

【操作】

刺络拔罐法：患者取俯卧位，常规消毒后，用三棱针点刺或梅花针叩刺大椎穴数下，随即加拔火罐，以出血为度，留罐 10～15 分钟，起罐后用棉球擦去血液并按压片刻，每 3～5 日 1 次，10 次为 1

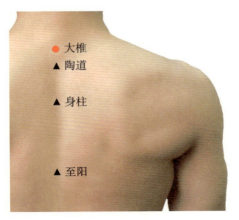

▲ 图 2-4 大椎穴

疗程，疗程间隔 5 日，治疗期间停用其他药物。

　　⚙ 内关

　　【定位】 在前臂掌侧，腕横纹上 2 寸，掌长肌腱与桡侧腕屈肌腱之间（图 2-5）。

　　【操作】

　　针刺法：患者取坐位或仰卧位，常规消毒后，用 2 寸毫针快速

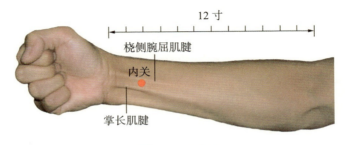

▲ 图 2-5 内关穴

直刺 0.5~1 寸，得气后施以平补平泻手法，给予中强度刺激，留针
20 分钟，每 2 分钟行针 1 次。每日 1 次，效果显著。

❀ 血海

【定位】 屈膝，在大腿内侧，髌底内侧端上 2 寸，当股四头肌
内侧头的隆起处（图 2-6）。

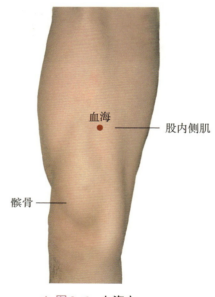

▲ 图 2-6　血海穴

【取穴】 ①正坐位，屈膝成直角，医者与患者相对，手掌按
在患者膝盖上（左手放右侧，右手放左侧），掌心对准膝盖骨顶
端，拇指向内侧，当拇指尖所指处即是。②仰卧于床上，用力蹬直
下肢，髌骨内上缘上约 2 横指处鼓起之肌肉（股内收肌）的中点
即是。

【操作】

针刺法：患者取仰卧位，常规消毒后，用 2 寸毫针向足心方向斜刺 0.8～1.2 寸，得气后施以快速捻转提插手法，以针感向下传导为佳，留针 30 分钟，每 10 分钟行针 1 次。每日 1 次，10 次为 1 个疗程。

🌸 风市

【定位】　在大腿外侧部的中线上，当腘横纹上 7 寸（图 2-7）。

【取穴】　直立，两肩水平，双手下垂，大腿外侧正中线上，当中指尖端所到之处即是。

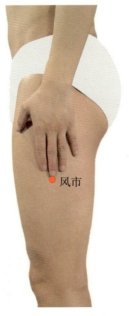

▲ 图 2-7　风市穴

【操作】

穴位注射法：患者取坐位或仰卧位，常规消毒后，用注射器从患者肘静脉处抽取血液5～10毫升，然后将针头直刺入穴位，待局部产生酸、麻、胀等感觉时，若回抽无血，则缓慢注入血液，出针时用干棉球按压针孔片刻。左右穴位交替进行，每3日1次，5次为1个疗程。

痤 疮

痤疮，俗称"粉刺"，是毛囊皮脂腺的一种慢性炎症性皮肤病，临床表现以面部的粉刺、丘疹、脓疱、结节等多形性皮损为特点，好发于青少年。现代医学认为本病与内分泌紊乱或细菌感染有关。

❀ 大椎

【定位】 在颈后区，第7颈椎棘突下凹陷中（图2-8）。

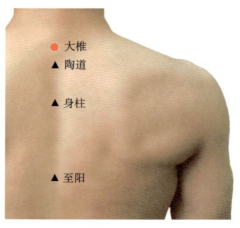

▲ 图2-8 大椎穴

【取穴】　坐位低头，项后脊柱最上方可见一隆起，且能随颈部左右摆动而转动，为第 7 颈椎，其下缘凹陷处即是。

【操作】

点刺出血法：患者取俯卧位，常规消毒后，用三棱针点刺或梅花针叩刺大椎穴数下，随即加拔火罐，以出血为度，留罐 10～15 分钟，用棉球擦去血液并按压片刻，每 3～5 日 1 次，10 次为 1 疗程，疗程间隔 5 日，治疗期间停用其他药物。

❀ 耳穴

【定位】　耳背部血管（图 2-9）。

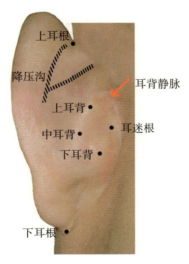

▲ 图 2-9　耳背静脉

【操作】

挑刺法：患者取坐位，选取双侧耳背近耳轮处较明显的血管一根，揉搓数分钟使其充血。常规消毒后，医者左手拇、食指将耳背按平，中指抵于下，右手持刀片划破静脉血管，使出血 5～10 滴，然后盖上消毒敷料，1 次不愈者，1 周后，再选另一血管复治。

❀ **内分泌**

【定位】 位于耳屏间切迹内，耳甲腔前下部凹陷中央（图 2-10）。

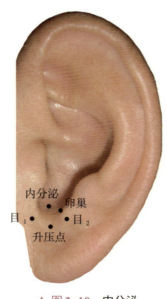

▲ 图 2-10　内分泌

【操作】

皮肤针法：取消毒揿针 1 枚，常规消毒后，将揿针紧按在穴位上，再用橡皮膏固定，用手指按压 10 秒钟，每日按压 3～5 次，15 日为 1 个疗程。两耳可交替使用，同时忌食辛辣腥腻的食物。

❀ **身柱**

【定位】 在背部，当后正中线上，第 3 胸椎棘突下凹陷中（图

2-11）。

【取穴】　自然垂臂，两肩胛冈高点连线与后正中线的交点为第 3 胸椎，其棘突下凹陷处即是。

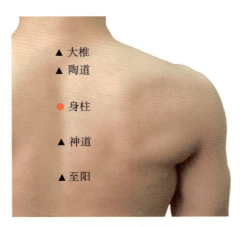

▲ 图 2-11　身柱穴

【操作】

挑刺法：患者取俯卧位，常规消毒后，用锋勾针快速斜刺 0.5～0.7 厘米，勾断皮下白色纤维样物，用无菌敷料覆盖穴位，胶布固定。每 7 日 1 次，4 次为 1 个疗程。

❀ 足三里

【定位】　在小腿前外侧，当犊鼻穴下 3 寸，距胫骨前缘 1 横指（图 2-12）。

【取穴】　①站位，用同侧手张开，虎口围住髌骨上外缘，四指直指向下，中指尖的所指处即是。②正坐屈膝，以本人之手按在膝盖上，食指抚着膝下胫骨，当中指尖着处即是。③正坐屈膝，用手

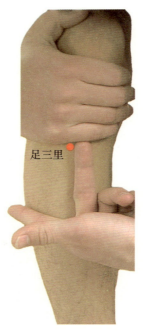

足三里

▲ 图 2-12　足三里穴

从膝盖正中往下摸取胫骨粗隆，胫骨粗隆外下缘直下 1 寸处即是。

【操作】

穴位注射法：患者取仰卧位，常规消毒后，用注射器抽取肘静脉血液 3 毫升，迅速注射到一侧穴位内，或抽取肘静脉血液 5~6 毫升，迅速注射到双侧穴位内，出针时要用干棉球按压针孔片刻，隔日 1 次。

疖　疮

疖疮是一个或多个相邻毛囊和皮脂腺的急性感染，多为葡萄球菌所致，好发于头面、手足等部位，初起如粟粒状，色黄或紫，根脚坚硬，局部有麻痒感，继则红肿灼热、疼痛剧烈。

❀ 督脉反应点

【定位】　右手食、中、无名 3 指并拢如切脉状，沿第 2 胸椎向第 6 胸椎方向慢慢移动，搏动应指处即为反应点（图 2–13）。

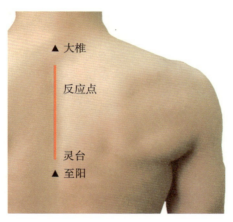

▲ 大椎

反应点

灵台
▲ 至阳

▲ 图 2–13　督脉反应点

【操作】

点刺出血法：患者取俯卧位，常规消毒后，用 1 寸毫针或三棱针，在反应点直刺 0.5 寸左右，用泻法，得气后即可出针，挤压反应点使其出血少许，用干棉球拭净血迹并按压针孔片刻。

疣

疣是由病毒感染所致的一种皮肤病，好发于青少年，以手背、颜面、足背等处多见，可分为寻常疣、扁平疣和尖锐湿疣，寻常疣俗称"瘊子"。中医学认为本病多由血虚风燥，精气不荣所致。

❁ 大骨空

【定位】 拇指背侧指间关节中点处（图 2-14）。

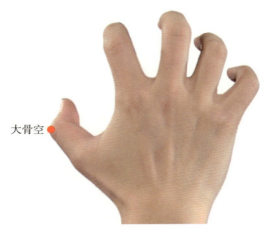

大骨空

▲ 图 2-14　大骨空穴

【操作】

针刺法：患者坐位或仰卧位，常规消毒后，用 1 寸毫针直刺 0.2～0.3 寸，同时加电针仪，取锯齿波，频率为 20 次 / 分，并逐渐加强刺激强度，以患者能耐受为度，留针 25 分钟，每日 1 次，5 次为 1 个疗程。

❁ 阿是穴

【定位】 疣局部。

【操作】

点刺出血法：患者取适当体位，常规消毒后，用无菌刀片除去表面角质，露出疣之基底，用三棱针在疣表面快速点刺 3 下，挤之使出血，每日 1 次，连续 3 次。

❀ 太溪

【定位】　在足内侧，内踝后方，当内踝尖与跟腱之间的凹陷处（图 2-15）。

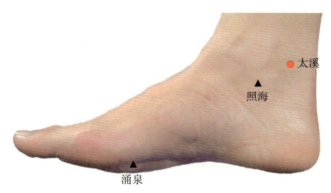

太溪

照海

涌泉

▲ 图 2-15　太溪穴

【操作】

穴位注射法：患者取坐位或仰卧位，普鲁卡因过敏试验阴性患者，常规消毒后，用注射器抽取 2% 普鲁卡因 4 毫升，快速直刺入患侧穴位，得气后将针感向下传导至疣的部位，若回抽无血，缓慢注入药液，隔日 1 次。

❀ 悬钟

【定位】　在小腿外侧，当外踝尖上 3 寸，腓骨前缘（图 2-16）。

【操作】

穴位注射法：患者取坐位，常规消毒后，用注射器抽取 0.5% 盐酸普鲁卡因 5 毫升、维生素 B_1 注射液 200 毫克，将针头快速刺入穴位，待局部产生酸、麻、胀感时，若回抽无血，则缓慢注入药液。一般 1 次即愈，若 1 次未脱落者，可于 7 日后再如法操作 1 次。

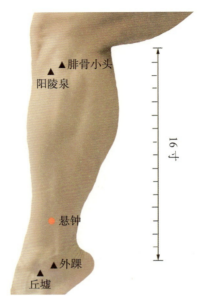

▲ 图 2-16　悬钟穴

🌸 曲池

【定位】　在肘横纹外侧端，屈肘，当尺泽与肱骨外上髁连线的中点（图 2-17）。

【取穴】　仰掌屈肘成 45°，肘关节桡侧，肘横纹头即是。

【操作】

穴位注射法：患者取坐位，常规消毒患侧穴位皮肤，用注射器抽取清热解毒注射液 1 毫升，快速直刺入穴位约 1 寸，待局部有明显得气感后，若回抽无血，则缓慢注入药液。

冻　疮

冻疮是指机体受严寒侵袭后引起的损伤，表现为局部皮肤苍白、

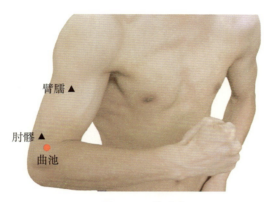

臂臑▲

肘髎▲
曲池

▲ 图 2-17　曲池穴

发绀、水肿，伴有刺痒、灼痛或肿痛；或局部皮肤发黑、坏死，感觉麻木，严重者出现水疱、溃疡等。治宜活血通络，散寒止痛。

❀ 阿是穴

【定位】　冻疮局部。

【操作】

灸法：患者取坐位，点燃艾条，直接接触患处，施以雀啄灸，每秒 2～3 次，以患处有灼热或轻度灼痛感，但不留瘢痕为度。

❀ 耳穴

【定位】　耳背静脉。

【操作】

点刺放血法：患者取坐位，选取耳背近耳轮处较明显的静脉血管 1 根，揉搓数分钟使其充血，常规消毒后，医者左手拇指与食指将耳背按平，中指抵于下，右手持三棱针，直刺静脉显露处，自然流血 10～20 滴，然后用棉球压迫止血（图 2-18）。

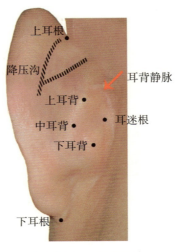

上耳根

降压沟

耳背静脉

上耳背

中耳背

耳迷根

下耳背

下耳根

▲ 图2-18　耳背静脉

❀ 足三里

【定位】　在小腿前外侧，当犊鼻穴下3寸，距胫骨前缘1横指（图2-19）。

【取穴】　①站位，用同侧手张开，虎口围住髌骨上外缘，四指直指向下，中指尖的所指处即是。②正坐屈膝，以本人之手按在膝盖上，食指抚着膝下胫骨，当中指尖着处即是。③正坐屈膝，用手从膝盖正中往下摸取胫骨粗隆，胫骨粗隆外下缘直下1寸处即是。

【操作】

(1) 灸法：患者仰卧位，充分暴露双侧穴位并涂抹万花油，然后用底面直径为0.8厘米、高1厘米的中型艾炷，按常规操作施行化脓灸，每穴7壮。灸后疮面贴止血膏，隔日1换，一般1次即可获效。

(2) 穴位注射法：患者取仰卧位，常规消毒后，用注射器盐酸消旋山莨菪碱注射液10毫克，将针头准确快速刺入穴位，待患者产生

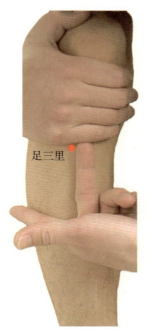

▲ 图 2-19 足三里穴

得气感后，若回抽无血，则可缓慢注入药液。每日 1 次，左右两侧穴位交替使用，7 天为 1 个疗程。如果在用药期间，出现面红、口干、烦躁等"莨菪化"现象，可含服维生素 C，并多喝热水，必要时给予镇静剂。

真菌性皮肤病

真菌性皮肤病，是指由真菌感染引起的人类皮肤、黏膜、毛发和甲等浅表部位的感染性疾病，常见的有头癣（俗称"秃疮"）、手癣（俗称"鹅掌风"）、足癣（俗称"脚气"）等。

❀ 玉枕

【定位】 在后头部，当后发际正中直上 2.5 寸，旁开 1.3 寸，平枕外隆凸上缘的凹陷处（图 2-20）。

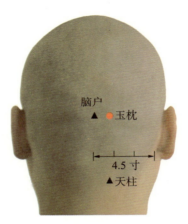

▲ 图 2-20　玉枕穴

【操作】

针刺法：患者取坐位，常规消毒后，用 2 寸毫针向下斜刺 1.5 寸左右，以针尖达帽状腱膜为度，加电针仪，选用连续波，频率 200 次／分，留针 30～40 分钟，10 次为 1 个疗程。

第3章　外科疾病

坐骨神经痛

　　坐骨神经痛，是指由坐骨神经病变引起的，沿坐骨神经通路，即腰、臀、大腿后侧、小腿后外侧和足外侧疼痛的综合征。疼痛呈烧灼样或刀割样，行走、活动时可加重，直腿抬高试验阳性，跟腱反射减弱，属中医学"痹证"范畴。

🌸 环跳

【定位】　在臀区，侧卧屈股，当股骨大转子最凸点与骶管裂孔连线上的外 1/3 与内 2/3 交点处（图 3-1）。

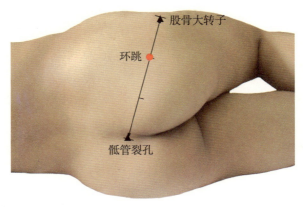

▲ 图 3-1　环跳穴

【操作】

温针灸：患者取俯卧位或侧卧位，常规消毒后，用 5 寸毫针直刺，以患者有麻电感向下肢放射为宜。在针体上套一个直径为 8 厘米的圆纸片，可防止艾火烫伤，然后将艾条剪成长度约 3 寸的小段，套在针柄上点燃，留针 20 分钟。每日 1 次，10 次为 1 个疗程，疗程间隔 3 日。

❀ **至阴**

【定位】 在足小趾末节外侧，距趾甲角 0.1 寸（图 3-2）。

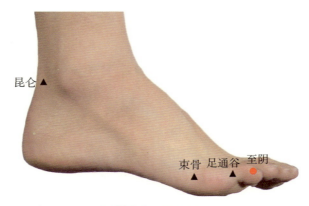

昆仑 ▲

束骨 足通谷 至阴
▲ ▲

▲ **图 3-2** **至阴穴**

【取穴】 正坐垂足着地或仰卧，于足小趾趾甲的外侧缘与基底部各作一条直线，两线交点处即是。

【操作】

点刺放血法：患者坐位或仰卧位，常规消毒后，用三棱针点刺至阴穴出血约 10 滴，痛甚者出血量宜多。若治疗后疼痛缓解，可于 4 日后再行第 2 次治疗，否则应于 2 日后施术治疗。

⬤ 外关

【定位】　在前臂背侧，当阳池与肘尖的连线上，腕背横纹上 2 寸，尺骨与桡骨之间（图 3–3）。

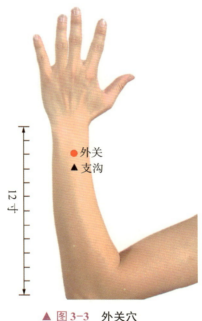

▲ 图 3–3　外关穴

【取穴】　立掌，腕背横纹中点直上 2 横指，前臂两骨头之间的凹陷处即是。

【操作】

(1) 针刺法：患者取坐位，常规消毒患侧穴位皮肤后，用 1.5 寸毫针，按 5 针成 1 排的方法直刺入穴位，两针间距 0.2～0.3 厘米，施以提插手法 5 分钟，同时嘱患者活动患肢，每日 1 次。

(2) 推拿法：患者取俯卧位，常规消毒患侧穴位皮肤，用 2 寸毫针直刺 1 寸左右，得气后施以捻转手法强刺激 3 分钟，留针 20 分钟，期间行针 1 次，起针后，用拇指按压外关穴，要求持久、有力、均匀，且能渗透，持续 5 分钟左右。隔日 1 次，15 次为 1 个疗程。

❀ 秩边

【定位】 在臀部，平第 4 骶后孔，骶正中嵴旁开 3 寸（图 3-4）。

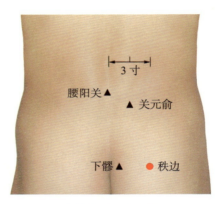

3 寸

腰阳关▲　　▲ 关元俞

下髎▲　　● 秩边

▲ **图3-4　秩边穴**

【取穴】 侧卧位，脊柱最下端有一高骨，即尾骨，由此向上可以摸到黄豆大小的圆骨，即骶角，左右两骶角下缘连线中点旁开 4 横指处即是。

【操作】

(1) 针刺法：患者取侧卧位，常规消毒后，用 2 寸毫针，快速直刺入穴位，施以提插捻转手法，使患者自觉局部有明显酸胀感，并有触电感向下肢放射，施予烧山火手法，使之产生热效应，留针 30 分钟。每日 1 次，15 次为 1 个疗程。

(2) 火针法：患者俯卧位，常规消毒后，医者右手持火针，左手

持酒精灯，将火针放在酒精灯上，待针尖部烧至白亮时，快速直刺
2～2.5 寸，急速出针，并用干棉球用力按压针孔。然后取 3.5 寸毫
针，针尖向前斜刺 3 寸，施以小幅度提插捻转手法，得气后，施以
滞针手法，使针感速达病所，留针 20 分钟，隔日 1 次。

✿ 腰阳关

【定位】　在腰部，当后正中线上，第 4 腰椎棘突下的凹陷中（图
3-5）。

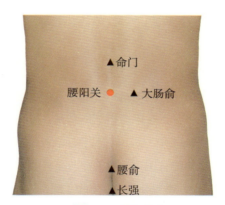

▲ 图3-5　**腰阳关穴**

【取穴】　坐位或俯卧位，先摸及两胯骨最高点，即髂嵴，两髂
嵴连线与后正中线的交点为第 4 腰椎，其棘突下方凹陷处即是。

【操作】

电针法：患者侧卧位，常规消毒穴位皮肤（以腰阳关为主穴，
酌配环跳或足三里穴）后，用 2 寸毫针快速直刺 2 寸左右，得气后
继续深刺至针下有空虚感，连接电针仪，强度为 50～80Hz，以患者
能耐受为度，留针 30 分钟。每日 1 次，10 次为 1 个疗程。

腓肠肌痉挛

腓肠肌痉挛，俗称"转筋"，表现为腓肠肌突然发生强直性痉挛，一般持续数秒至数分钟，多见于中老年人。本病属中医学"痹证"范畴，多因感受风寒之邪，或远行过劳，导致气血失调，经筋失利而成。

❀ 阿是穴

【定位】 局部压痛点，即在腓肠肌的 2 个起点及肌腹与肌腱结合部寻找压痛点和阳性反应物。

【操作】

挑刺法：若在腓肠肌起点有压痛，令患者侧卧，踝部垫枕，取股骨内外侧髁后上方，胫骨、腓骨上端，针体垂直于腘窝部皮肤，刀口线与下肢纵轴平行，左手拇指下掐至骨，刃针沿指甲方向刺达骨面，纵行疏通剥离，横行摆动，遇到硬结时，纵切 2～3 下。若腓肠肌肌腹与肌腱交接处有压痛，取压痛明显处或硬结处，刀口线与下肢纵轴平行，针体与皮肤垂直刺入约 0.5 厘米，纵行疏通剥离，有硬结者，切刺 2～3 下；无硬结者，以切开压痛部位的深浅层筋膜为宜（图 3-6）。

❀ 承山

【定位】 在小腿后面正中，委中与昆仑之间，当伸直小腿或足跟上提时，腓肠肌肌腹下出现尖角凹陷处（图 3-7）。

【取穴】 ①直立，两手上举按着墙壁，足尖着地，足跟用力上提，小腿后正中的肌肉紧张而出现"人"字形，"人"字尖下凹陷处即是。②俯卧，下肢伸直，足跖挺而向上，其腓肠肌部出现"人"

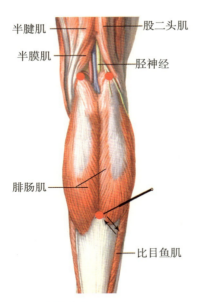

半腱肌　　　　　　股二头肌

半膜肌　　　　　　胫神经

腓肠肌

比目鱼肌

▲ 图 3-6　阿是穴挑刺法

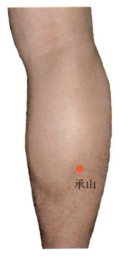

承山

▲ 图 3-7　承山穴

字陷纹，其尖下凹陷处即是。③侧卧，下肢伸直，腘横纹中央与外踝尖平齐处连线的中点即是。

【操作】

温针灸：患者取俯卧位，常规消毒后，用2～2.5寸毫针直刺承山穴，然后在其左右旁开1.5厘米处各刺一针，针尖方向斜向承山穴，施以提插捻转手法，得气后将1.5厘米长的艾段挂于针柄上，待其燃尽后再换一段，2段燃尽后起针。每日1次，7次为1个疗程。

肩关节周围炎

肩关节周围炎，简称肩周炎，又称为"老年肩""冻结肩"，主要表现为肩部疼痛，夜间尤甚，肩关节活动受限，逐渐加重，达到某种程度后可缓解。本病好发年龄为50岁左右，劳累或受凉后可诱发，属中医学"痹证"范畴，又称为"肩凝症"。

❀ 肩痛

【定位】 在小腿外侧，当腓骨小头与外踝高点连线的上1/3与下2/3交点处（图3-8）。

【操作】

针刺法：患者取坐位，常规消毒后，用3寸毫针直刺1～2寸，施以提插手法，待患者自觉有触电样针感向足背及足趾放射时，即可出针，每日1次，10次为1个疗程。

❀ 条口

【定位】 在小腿前外侧，当犊鼻下8寸，距胫骨前缘1横指（图3-9）。

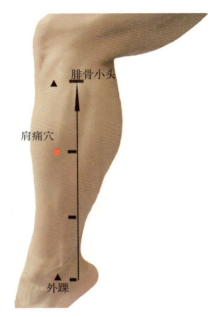

腓骨小头

肩痛穴

外踝

▲ 图 3-8　肩痛穴

【操作】

针刺法：患者取坐位，常规消毒后，用 2 寸毫针直刺 1.5 寸，施以提插捻转手法 3～5 分钟，同时嘱患者活动患肢，由快到慢做上举、摸腰背、攀对侧肩膀等动作，缓慢用力，不留针。每日 1 次，5 次为 1 个疗程，疗程间隔 2 日，以 2 个疗程为限。

🏵 中渚

【定位】　在手背部，当第 4 掌指关节的后方，第 4、5 掌骨间凹陷处（图 3-10）。

【操作】

针刺法：患者取坐位，用鲜姜 5 片擦患部至局部发红，常规消

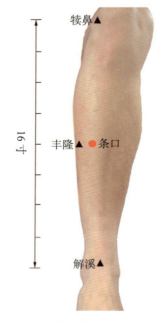

犊鼻▲

16寸

丰隆 ▲ ●条口

解溪▲

▲ 图3-9　条口穴

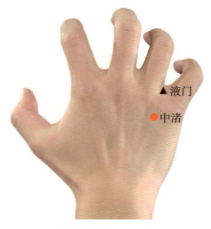

▲液门

●中渚

▲ 图3-10　中渚穴

毒后，用 2 寸毫针向腕部斜刺 0.5～1.5 寸，得气后施以提插捻转强刺激，同时令患者活动肩关节，每次 10～15 分钟。每日 1 次，6 次为 1 个疗程。或取单侧中渚穴施以烧山火法，使热感沿手臂上行至肩，患者渐感患侧有烧灼样感觉，随即觉肩部舒适，2 次后臂可上举，5 次即可痛消。

❀ **丰隆**

【**定位**】　在小腿前外侧，当外踝尖上 8 寸，条口外，距胫骨前缘 2 横指（图 3–11）。

【**取穴**】　正坐屈膝，外膝眼（犊鼻）与外踝前缘平外踝尖处连

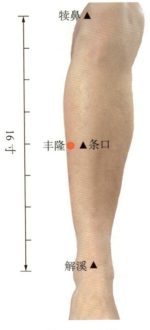

▲ 图 3–11　丰隆穴

线的中点，距胫骨前脊约 2 横指处即是。

【操作】

针刺法：患者取坐位，健侧丰隆穴常规消毒，用 5 寸毫针向飞扬穴透刺，得气后，施以烧山火补法，三进一退（分浅、中、深三层，依次逐步推进，一次直接退针，用九阳之数补之），以患者自觉局部或全身出现温热感为度，同时嘱患者向受限方向活动肩关节。留针 60 分钟，每 10 分钟行针 1 次。隔日 1 次，3 次为 1 个疗程。

❀ 阴陵泉

【定位】 在小腿内侧，当胫骨内侧髁后下方凹陷处（图 3-12）。

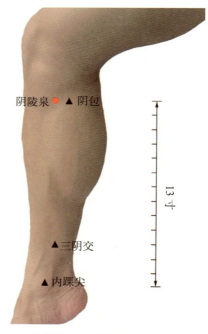

▲ 图 3-12 阴陵泉穴

【取穴】　正坐屈膝或仰卧，用拇指沿小腿内侧骨内缘（胫骨内侧）由下往上推，拇指抵至膝关节下，胫骨向内上弯曲之凹陷即是。

【操作】

针刺法：患者取坐位屈膝，常规消毒后，用 2.5～3 寸毫针快速直刺 2～2.5 寸，待患者局部有酸、麻、胀感后，留针 20 分钟，每 5 分钟行针 15 秒，同时嘱患者活动患侧肩关节。每日 1 次，10 次为 1 个疗程。

❀ 上巨虚

【定位】　在小腿前外侧，当犊鼻下 6 寸，距胫骨前缘 1 横指（图 3–13）。

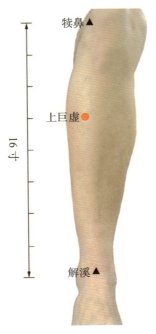

▲ 图 3–13　上巨虚穴

【取穴】 外膝眼（犊鼻）穴向下量两个4横指，当胫骨、腓骨之间即是。

【操作】

针刺法：患者取坐位，常规消毒后，用2～2.5寸毫针直刺2寸左右，得气后，施以提插捻转手法（急证、寒证用泻法，虚证用补法，一般情况采用平补平泻法），留针20～30分钟，每5分钟行针1次，或加用电针仪，并嘱患者活动肩部，每日1次。

❀ 三间

【定位】 在手背，微握拳，当食指桡侧第2掌指关节后凹陷中（图3–14）。

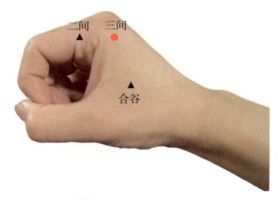

▲ 图3–14 三间穴

【取穴】 半握拳，食指桡侧的掌背交界线（赤白肉际）上，食指掌指关节后缘凹陷处即是。

【操作】

针刺法：患者取坐位，常规消毒患侧穴位皮肤，用1.5寸毫针直刺 0.5～1 寸，得气后施以平补平泻法，针感以患者能耐受为度，留针 30 分钟，每 10 分钟行针 1 次，留针过程中，嘱患者自动或协助患者被动地反复做上肢抬举、外展、后伸等动作。每日 1 次，6 次为 1 个疗程，1～2 日后再行第 2 个疗程，以 3 个疗程为限。

❀ **后溪**

【**定位**】 在手掌尺侧，微握拳，当小指本节（第 5 掌指关节）后的远侧掌横纹头赤白肉际处（图 3-15）。

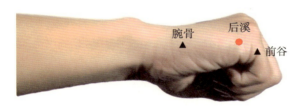

▲ **图 3-15 后溪穴**

【**取穴**】 ①仰掌握拳，第 5 掌指关节后，有一皮肤皱襞，其尖端即是。②仰掌半握拳，手掌第 2 横纹尺侧端即是。③仰掌半握拳，手掌尺侧，小指掌指关节后，即第 5 掌骨头后缘凹陷处，其手掌面、背面交界线（赤白肉际）即是。

【**操作**】

针刺法：患者取坐位或侧卧位，常规消毒后，用 2 寸毫针，针尖略向上快速斜刺约 1.5 寸，得气后施以提插捻转泻法，使针感向肩部放射，留针 20～30 分钟，每 5 分钟行针 1 次。每日 1 次。

❀ **养老**

【**定位**】 在前臂背面尺侧，当尺骨小头近端桡侧的凹陷中（图 3-16）。

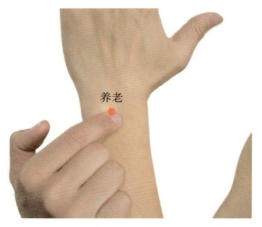

养老

▲ 图3-16　养老穴

【取穴】 手掌心向下伏于台面，另一手食指置于尺骨小头最高点，然后顺时针转动手掌，使掌心对胸，另一手食指随尺骨小头滑动而摸至骨边缘，其所指处即是。

【操作】

针刺法：患者取坐位，常规消毒患侧穴位皮肤，用2寸毫针向肘部斜刺1.5～1.8寸，施以提插捻转泻法，使患者自觉局部有明显针感，并向上传导，留针15分钟，每5分钟行针1次，同时医者用手托住患者腕部，嘱其前臂保持固定不动，肩部带动上臂做上下、前后、环绕等动作。每日1次，7～10次为1个疗程。

❀ 外关

【定位】 在前臂背侧，当阳池与肘尖的连线上，腕背横纹上2寸，尺骨与桡骨之间（图3-17）。

【取穴】 立掌，腕背横纹中点直上2横指，前臂两骨头之间的

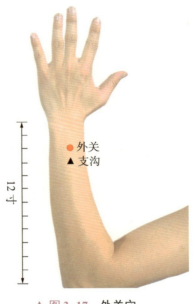

● 外关
▲ 支沟

12 寸

▲ 图 3-17　外关穴

凹陷处即是。

【操作】

针刺法：患者取坐位，常规消毒患侧穴位皮肤后，用 1.5 寸毫针，快速直刺入穴位皮下，得气后施以捻转泻法强刺激，以患者能忍受为度，并嘱患者活动患肢，留针 30 分钟，每 10 分钟行针 1 次，每日 1 次。

❀ 天宗

【定位】　在肩胛部，当冈下窝中央凹陷处，与第 4 胸椎相平（图3-18）。

【取穴】　①自然垂臂，当肩胛冈下缘中点至肩胛骨下角连线的

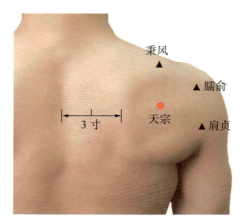

▲ 图3-18　天宗穴

上1/3与下2/3的交点处即是。②肩胛冈下缘与肩胛骨下角作一直线，平对第4胸椎棘突下，与膈俞、肩贞穴成三角形处即是。

【操作】

(1) **穴位注射法**：患者取俯卧位，常规消毒患侧穴位皮肤后，用注射器抽取5%当归注射液2毫升，医者以左手拇、食指固定穴位皮肤，右手将针头垂直快速刺入2.5厘米左右，待患者自觉局部有明显酸、麻、胀感，并向肩臂部放射后，若回抽无血，则缓慢注入药液，然后嘱患者活动上肢。每3～4日1次，3次为1个疗程。

(2) **针刺法**：患者取俯卧位，在天宗穴处用指压法寻到敏感点，常规消毒后，用1.5寸毫针向上斜刺1寸左右，得气后，施以捻转补法，使针感沿肩胛扩散至肩关节部，守气1分钟，此时患者多告知局部有温热感；然后退针至皮下，再将针尖向下成30°斜刺1.2寸左右，得气后，施以捻转补法，使患者自觉肩关节有抽动感，守气1分钟；再退针至皮下，依前法依次向上、向下斜刺，共操作3次。

嘱患者活动肩关节数次，出针后患者即感肩关节温暖舒适，每日 1 次，效果显著。

颈椎病

颈椎病多因颈椎骨、椎间盘及其周围纤维结构的损害，致使颈椎间隙变窄，压迫神经、血管、脊髓等，引起的一组症状，多表现为头晕、颈背疼痛、上肢无力、手指发麻、恶心、呕吐，甚至视物模糊，严重者可伴有肌肉萎缩，属中医学"痹证""痿证"的范畴。

❀ 颈夹脊

【定位】 在颈后区，当第 4～7 颈椎棘突下，后正中线旁开 0.5 寸（图 3-19）。

【操作】

电针法：患者取坐位或俯卧位，常规消毒后，用 2 寸毫针直刺 1.5 寸左右，施以平补平泻手法，以酸麻感向患肢放射为宜，然后分别接通电针仪，选用连续波，逐渐增大电流至患者可耐受为度，留针 30～40 分钟。

❀ 大椎

【定位】 在颈后区，第 7 颈椎棘突下凹陷处（图 3-20）。

【取穴】 坐位低头，项后脊柱最上方可见一隆起，且能随颈部左右摆动而转动，为第 7 颈椎，其下缘凹陷处即是。

【操作】

针刺加刺络拔罐法：患者取俯卧位，常规消毒后，用 1.5 寸毫针直刺 0.7 寸，施以小幅提插捻转平补平泻法，留针 30 分钟，每 10 分钟行针 1 次，起针后用三棱针点刺大椎 5～6 次，加拔火罐 8～10 分

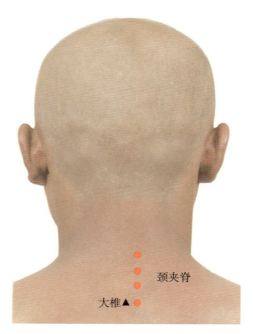

▲ 图3-19 颈夹脊穴

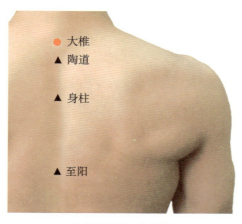

▲ 图3-20 大椎穴

钟，起罐后擦去瘀血。每周 2 次，8 次为 1 个疗程。

✿ 悬钟

【定位】　在小腿外侧，当外踝尖上 3 寸，腓骨前缘（图 3–21）。

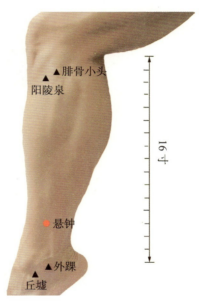

▲ 图 3–21　悬钟穴

【操作】

针刺法：患者取坐位，常规消毒后，用 1.5 寸毫针向上斜刺 1.0～1.2 寸，待局部产生酸胀感后，左右摇晃针柄 10 余下，再进针 0.1 寸，施以轻微震颤手法，如此反复操作 2～3 分钟，使酸胀感经过膝、大腿传导至髋部，继而有温热感向上经胁肋部抵达颈部，留针 10 分钟，每日 1 次。

❀ 后溪

【定位】 在手掌尺侧，微握拳，当小指本节（第 5 掌指关节）后的远侧掌横纹头赤白肉际（图 3-22）。

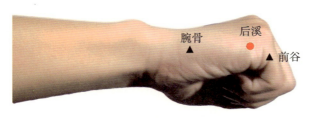

腕骨 ▲　　　后溪 ●　　　▲ 前谷

▲ 图 3-22　后溪穴

【取穴】 ①仰掌握拳，第 5 掌指关节后，有一皮肤皱襞，其尖端即是。②仰掌半握拳，手掌第二横纹尺侧端即是。③仰掌半握拳，手掌尺侧，小指掌指关节后，即第 5 掌骨头后缘凹陷处，其手掌面、背面交界线（赤白肉际）即是。

【操作】

针刺法：患者取仰卧位，嘱其自然握拳，常规消毒后，用 2.5 寸毫针快速刺入，施以捻转手法将针透刺向合谷穴，进针 2 寸左右，待得气后行提插捻转手法，使针感向上肢、肩、颈部传导，刺激量以患者能忍受为度。留针 30 分钟，每 10 分钟行针 1 次，行针时嘱患者摇动颈部，上肢麻痛者活动上肢。可辨证配穴，针刺后配合颈椎常规牵引。每日 1 次，10 次为 1 个疗程，3 日后再进行第 2 个疗程，一般需治疗 2 个疗程。

❀ 外关

【定位】 在前臂背侧，当阳池与肘尖的连线上，腕背横纹上 2 寸，尺骨与桡骨之间（图 3-23）。

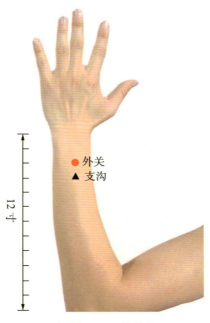

外关
▲ 支沟

12 寸

▲ 图 3-23 外关穴

【取穴】 立掌，腕背横纹中点直上 2 横指，前臂两骨头之间的凹陷处即是。

【操作】

针刺法：患者取坐位或仰卧位，常规消毒后，用 1.5 寸毫针直刺 1 寸左右，以针下有阻挡感、沉胀感为佳，施以提插手法 5～6 次，待针下有空虚感后，再施以小幅度快速捻转和小幅度缓慢提插手法，同时嘱患者缓慢活动头颈部及患侧上肢，直至疼痛等症状明显减轻后出针。每日 1 次，10 次为 1 个疗程。

❀ 天柱

【定位】 在项部，大筋（斜方肌）外缘之后发际凹陷中，约当后发际正中旁开 1.3 寸（图 3-24）。

【取穴】 低头，后发际正中直上 0.5 寸，并由此旁开约 2 横指（即食中两指），项部大筋外缘处即是。

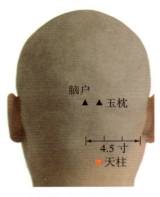

脑户
▲ ▲ 玉枕
4.5 寸
● 天柱

▲ 图 3-24 天柱穴

【操作】

针刺法：患者取俯卧位，常规消毒后，用 2 寸毫针直刺 1～1.5 寸，得气后施以提插捻转手法 2～3 分钟，留针 20～30 分钟，针感可根据需要向上传至头部，或向下传至肩背、上肢、腰部等，每日 1 次，效果显著。

落 枕

落枕多由睡眠时体位不当，或风寒侵袭，气血不和，筋脉拘急所致，主要表现为一侧或双侧项部肌肉强直、酸痛，颈项活动受限，活动时疼痛加重，可累及肩背或上臂部，检查可见项部肌肉痉挛，明显压痛，头项可向一侧歪斜。现代医学中颈扭伤、劳损性颈椎关节病、项肌风湿痛等与本病相似。

❀ 外劳宫

【定位】 在手背侧，当第 2、3 掌骨之间，掌指关节后约 0.5 寸处（图 3-25）。

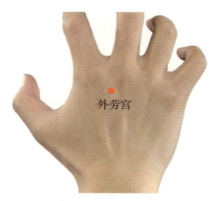

▲ 图 3-25 外劳宫穴

【操作】

针刺法：患者取坐位，常规消毒患侧穴位皮肤，用 1 寸毫针紧贴骨膜直刺约 0.5 寸，以不刺入骨膜为度，施以提插捻转手法强刺激，同时嘱患者活动颈部，并逐步加大活动幅度，每 5 分钟行针 1 次，留针 30 分钟。每周 3 次，3 次为 1 个疗程。

❀ 悬钟

【定位】 在小腿外侧，外踝尖上 3 寸，腓骨前缘（图 3-26）。

【操作】

针刺法：患者取坐位，常规消毒后，用 1.5 寸毫针直刺 0.5～0.8 寸，施用捻转平补平泻法，得气后留针 20～30 分钟，期间行针 1 次，

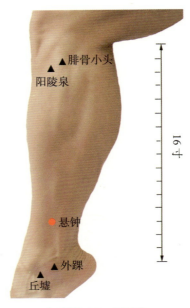

▲腓骨小头

▲
阳陵泉

16 寸

● 悬钟

▲外踝
▲
丘墟

▲ 图 3-26 　悬钟穴

每日 1 次。

❀ **后溪**

【定位】　在手掌尺侧，微握拳，当小指本节（第 5 掌指关节）后的远侧掌横纹头赤白肉际处（图 3-27）。

【操作】

针刺法：患者取坐位，常规消毒后，取患侧后溪穴，用 1 寸毫针，针尖向手腕部透刺，施以快速捻转手法，同时嘱患者主动活动颈部，留针 5～10 分钟。

❀ **支沟**

【定位】　在前臂背侧，当阳池与肘尖的连线上，腕背横纹上 3

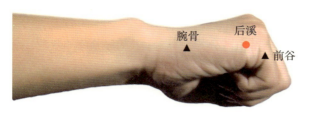

▲ 图 3-27 后溪穴

寸，尺骨与桡骨之间（图 3-28）。

【取穴】 掌背横纹中点上 4 横指，前臂桡骨与尺骨之间即是。

【操作】

针刺法：患者取坐位，双手平放于桌面，常规消毒穴位（带状

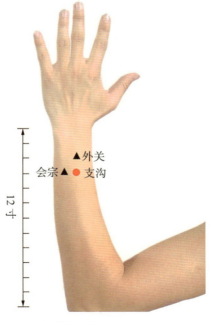

▲ 图 3-28 支沟穴

疱疹者配阳陵泉）皮肤，用 2 寸毫针直刺约 1.5 寸，得气后，留针 20～30 分钟，期间可行针 2～3 次，每日 1 次，效果显著。

❀ 阳陵泉

【定位】 在小腿外侧，当腓骨头前下方凹陷处（图 3-29）。

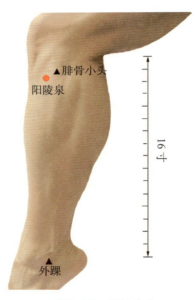

▲腓骨小头

阳陵泉

16 寸

▲外踝

▲ 图 3-29　阳陵泉穴

【取穴】 正坐，屈膝成直角，膝关节外下方，腓骨小头前缘与下缘交叉的凹陷处即是。

【操作】

针刺法：患者取坐位，常规消毒后，用 2.5 寸毫针直刺 1.5～2 寸，待患者自觉局部有明显酸、麻、胀等得气感后，施以提插（紧提慢按）及龙虎交战（先左转 9 次，后右转 6 次）手法，两法交替使用，同时嘱患者活动颈项部，留针 20 分钟，每日 1 次。

❀ 中渚

【定位】　在手背部，当第 4 掌指关节的后方，第 4、5 掌骨间凹陷处（图 3–30）。

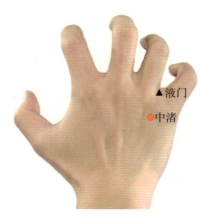

▲ 液门

● 中渚

▲ 图 3–30　中渚穴

【操作】

(1) **针刺法**：患者取坐位，健侧穴位皮肤消毒后，用 2 寸毫针，针尖向上快速斜刺 1 寸左右，得气后，施以提插捻转手法强刺激，使针感向上传导，同时嘱患者缓慢活动颈部，间歇 1 分钟后再依法运针，如此反复，直至活动自如。每日 1 次，一般 1 次可治愈。

(2) **推拿法**：患者取坐位，医者站在其前面，右手拇指按压患侧穴位，食、中指在掌侧相对用力，以患者有明显的酸、麻、胀感并向上肢传导为度，同时嘱患者活动颈部，幅度从小到大，直至活动自如、疼痛消失，每次 1～2 分钟，每日 1 次。

❀ 天宗

【定位】 在肩胛部，当冈下窝中央凹陷处，与第 4 胸椎相平（图 3-31）。

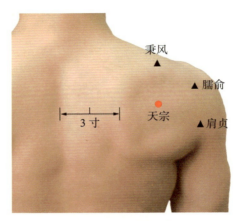

▲ 图3-31　天宗穴

【取穴】 ①自然垂臂，当肩胛冈下缘中点至肩胛骨下角连线的上 1/3 与下 2/3 的交点处即是。②肩胛冈下缘与肩胛骨下角作一直线，平对第 4 胸椎棘突下，与膈俞、肩贞穴成三角形处即是。

【操作】

推拿法：患者取坐位，医者站于患者后方，用一手拇指端，或拇指屈曲，用指间关节桡侧端，轻揉患侧天宗穴 1～2 分钟，再逐渐加大力度，直至患者自觉局部有明显酸、麻、胀痛等得气感，同时嘱患者配合做颈部的前后、左右及旋转动作，幅度由小到大，最后再轻揉穴位 1～2 分钟。无效者，可依法再按揉健侧天宗穴，每日 1 次。

❀ 丰隆

【定位】　在小腿前外侧，当外踝尖上 8 寸，条口外，距胫骨前缘 2 横指（图 3-32）。

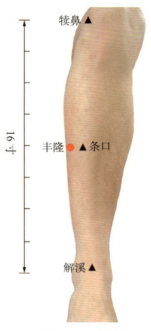

▲ 图 3-32　丰隆穴

【取穴】　正坐屈膝，外膝眼（犊鼻）与外踝前缘平外踝尖处连线的中点，距胫骨前脊约 2 横指处即是。

【操作】

针刺法：患者取坐位，常规消毒后，用 2.5 寸毫针快速直刺 1.5～2 寸，当患者自觉有酸、麻、胀感时，持续捻转 1～2 分钟，以患者能耐受为度，同时嘱患者缓慢活动头部，幅度由小到大，留针

20 分钟，每 10 分钟行针 1 次。

🌸 养老

【定位】 在前臂背面尺侧，当尺骨小头近端桡侧的凹陷中（图 3-33）。

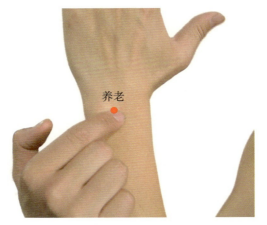

▲ **图 3-33** 养老穴

【取穴】 手掌心向下伏于台面，另一手食指置于尺骨小头最高点，然后顺时针转动手掌，使掌心对胸，另一手食指随尺骨小头滑动而摸至骨边缘，其所指处即是。

【操作】

针刺法：患者取坐位，常规消毒健侧穴位皮肤，用 2 寸毫针向肘尖方向斜刺 1～1.5 寸，施以提插捻转泻法 1～2 分钟，使患者自觉局部有明显酸胀感，并向肘、肩、颈和腰部放射，留针 20 分钟，期间行针数次，同时嘱患者缓慢、多次活动颈部，每日 1 次。

✿ 合谷

【定位】　在手背，第 1、2 掌骨间，当第 2 掌骨桡侧的中点处（图 3-34）。

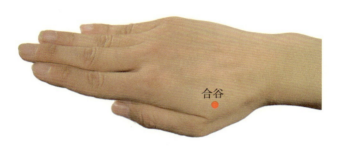

▲ 图 3-34　合谷穴

【取穴】　①拇、食指张开，使虎口拉紧，另一手的拇指关节横纹压在虎口上，拇指关节向前弯曲压在对侧的拇、食指指蹼上，拇指尖所指处即是。②拇、食指并拢，两指掌骨间有一肌肉隆起（骨间背侧肌），隆起肌肉的顶端即是。

【操作】

针刺法：患者取坐位或仰卧位，常规消毒后，用 3 寸毫针直刺 1.5 寸，给予强刺激，得气后留针 10～20 分钟。颈项右转受牵掣和疼痛者，针左侧穴位；颈项左转受牵掣和疼痛者，针右侧穴位；颈项左右转动和屈伸均困难者，针双侧穴位，并向后溪穴透刺。

✿ 承山

【定位】　在小腿后面正中，委中与昆仑之间，当伸直小腿或足跟上提时，腓肠肌肌腹下出现尖角凹陷处（图 3-35）。

【取穴】　①直立，两手上举按着墙壁，足尖着地，足跟用力上

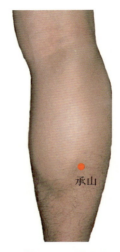

▲ 图 3-35   承山穴

提，小腿后正中的肌肉紧张而出现"人"字形，"人"字尖下凹陷处即是。②俯卧，下肢伸直，足跖挺而向上，其腓肠肌部出现"人"字陷纹，其尖下凹陷处即是。③侧卧，下肢伸直，腘横纹中央与外踝尖平齐处连线的中点即是。

【操作】

推拿法：患者取站位，医者用两手拇指同时按压双侧穴位，以患者能耐受为度，每次5～10分钟，同时嘱患者活动颈部，频率由慢到快，幅度由小到大。一般轻者按压后即可见效，重者3小时后再重复上述操作，每日2次。

❀ 风池

【定位】 在项部，当枕骨之下，与风府相平，胸锁乳突肌与斜方肌上端之间的凹陷处（图3-36）。

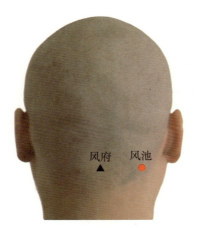

▲ 图 3-36 风池穴

【取穴】 俯伏坐位，医者以拇、食指从枕骨粗隆两侧向下推按，当至枕骨下缘凹陷处与乳突之间，即斜方肌与胸锁乳突肌之间，用力按之有酸胀麻感处即是。

【操作】

(1) 针刺法：患者取坐位稍低头，常规消毒后，用 2 寸毫针快速直刺 1 寸左右，待局部有酸、麻、胀等针感后，留针 30 分钟，期间可行针 1～2 次，一般起针后多可获效。

(2) 灸法：患者取坐位，医者用点燃的艾条对准双侧穴位进行温和灸，以患者自觉皮肤温热而无灼痛为度（0.5～1 寸），每穴 3～5 分钟，以皮肤稍有红晕为佳，一般 1 次即可获效。

✿ 内关

【定位】 在前臂掌侧，腕横纹上 2 寸，掌长肌腱与桡侧腕屈肌腱之间（图 3-37）。

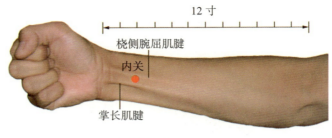

▲ 图 3-37 内关穴

【操作】

点按法：患者取坐位，患侧前臂平伸、手腕稍弯曲，医者用一手拇指掐压患者内关穴，同时用中指或食指抵于外关穴（要求两者同时相对用力），掐压 1～2 分钟，力量由轻而重逐渐增加，使其压力从内关透达至外关，患者局部可有酸、麻、胀热感，或有向上传导的感觉。在掐压过程中，嘱患者做颈部的左右旋转、前屈后仰等自由活动。一般施术 1 分钟左右，症状会明显减轻或消失；少数症状不缓解者，可在疼痛部位再次点压，并在颈部施以理筋分筋手法。

肱骨外上髁炎

肱骨外上髁炎，又称肘外侧疼痛综合征，俗称"网球肘"，以肘关节外侧疼痛，用力握拳及前臂旋转动作时加剧为主要临床表现，多因前臂旋转用力不当，使前臂伸腕肌的起点处扭伤，以致肱骨外上髁、桡骨头、肱桡关节滑囊处发生无菌性炎症。本病属中医学"肘痛"范畴，多因劳伤筋脉、气血失和所致。

❀ 阿是穴

【定位】 局部压痛点。

【操作】

挑刺法：患者取坐位，肘关节屈曲 90° 平放于治疗桌面上，常规消毒压痛点后，局部麻醉，在无菌条件下右手持刀柄，左手持无菌纱布扶持针体，使针刀口与伸腕肌纤维走向平行，针体直刺至肱骨外上髁，先纵行疏通剥离，再切开剥离，直至锐边刮平，然后使针体与桌面成 45°，用横行铲剥法使刀口紧贴骨面，剥开骨突周围软组织粘连，再疏通伸腕肌、伸指总肌、旋后肌肌腱，出针后按压针孔片刻，直至不出血为止（图 3-38）。5 日后若未痊愈，依上法再施术 1 次，最多不超过 2 次。

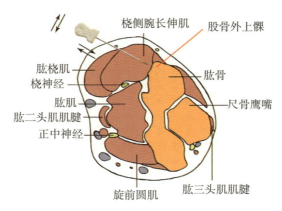

桡侧腕长伸肌　　股骨外上髁

肱桡肌
桡神经
肱肌
肱二头肌肌腱
正中神经

肱骨
尺骨鹰嘴

旋前圆肌　　肱三头肌肌腱

▲ 图 3-38　阿是穴挑刺法

腱鞘囊肿

腱鞘囊肿，是指发生于关节部腱鞘内的囊性肿物，多见于腕关节背侧、足背、膝关节内外侧，肘窝内亦可发生，多与局部损伤有关，表现为局部隆起，伴有酸痛感，触诊呈核状，可稍有滑动，当囊肿内充满液体时，则显得坚硬。

❀ 阿是穴

【定位】 肿块局部。

【操作】

火针法：患者取坐位，屈肘平腕，医者用左手拇、食指捏拿囊肿，将内容物推至一侧，三棱针在酒精灯上烧红，避开血管，对准囊肿迅速刺入，针刺深度以刺到囊肿基底部为度，快速出针，然后两手持干棉球在针孔周围挤压，放出胶状黏液，挤压干净后局部消毒，包扎固定。保持伤口干燥，3 日后取下敷料即愈，不愈者，1 周后再施术 1 次。

急性腰扭伤

急性腰扭伤，是指腰部肌肉、筋膜、韧带等软组织因外力作用突然受到过度牵拉而引起的急性撕裂伤，常于过度负重、剧烈运动、外力撞击或用力不当等情况下发生，以局部软组织疼痛，活动时加重为特点。一般受伤后即感疼痛，活动受限，部分患者可延迟发病，检查可见局部压痛，肌肉紧张，属中医学"腰痛"范畴。

❀ 腰痛

【定位】 在面部，印堂上 1 寸，当神庭与印堂连线的中点处（图 3-39）。

【操作】

针刺法：患者取坐位或仰卧位，常规消毒后，用 3 寸毫针沿皮下骨膜向印堂方向平刺 1～1.5 寸，施以提插手法中强度刺激，待患者自觉局部有酸、麻、胀感后，嘱患者活动腰部，留针 5～15 分钟，每 5 分钟行针 1 次。

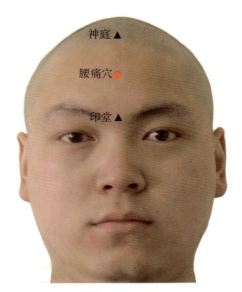

神庭▲

腰痛穴●

印堂▲

▲ 图 3-39　腰痛穴

❀ **水沟**

【**定位**】　在面部，当人中沟上 1/3 与下 2/3 交点处（图 3-40）。

【**操作**】

针刺法：患者取坐位，常规消毒后，医者用左手从鼻唇沟两侧将穴位轻轻捏起，右手持 1 寸毫针向上平刺 0.2～0.3 寸，先旋转半圈，再施以提插手法 1 分钟，同时嘱患者缓慢活动腰部，幅度由小到大，留针 15 分钟，出针时一般不按压针孔。

❀ **委中**

【**定位**】　腘横纹中点，当股二头肌腱与半腱肌肌腱的中间（图 3-41）。

【**取穴**】　俯卧，微屈膝，腘窝横纹正中央，两筋之间即是。

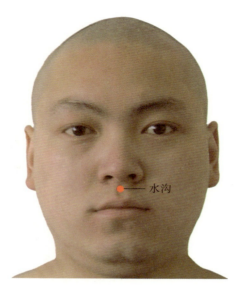

▲ 图3-40　水沟穴

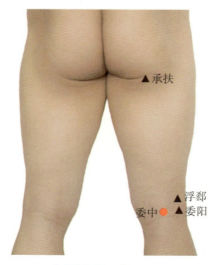

▲ 图3-41　委中穴

【操作】

刺络拔罐法：患者取俯卧位，在委中穴或其两侧寻找怒张的表浅静脉，常规消毒后，用三棱针点刺放血，若出血不畅，可用手从大腿上部、腓肠肌向腘窝部推按，出血量以 1～3 毫升为佳。然后加拔火罐，留罐 10～15 分钟，起罐后拭净血液，并用干棉球按压针孔片刻，嘱患者刺血处当日不可触水，以防感染。每天或隔日 1 次，3 次为 1 个疗程。

❀ 攒竹

【定位】 在面部，当眉头凹陷中，眶上切迹处（图 3-42）。

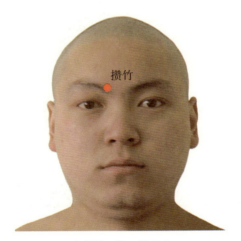

攒竹

▲ 图 3-42 攒竹穴

【取穴】 患者皱起眉毛时，眉头内侧端隆起处即是。

【操作】

(1) 针刺法：医者先让患者尝试活动腰背部，当出现最痛的受限姿势时，常规消毒局部皮肤，用 1 寸毫针快速直刺 0.2～0.3 寸，待患者局部产生酸、麻、胀感时，施以捻转平补平泻手法 1～3 分钟，留针 30 分钟，每 5～10 分钟行针 1 次，同时嘱患者做俯、仰、蹲、旋转等动作，每日针 1～2 次。

(2) 推拿法：患者取仰卧位，医者位于患者侧方，双手拇指紧压于双侧穴位上，其余四指并拢放在头侧部，力量由轻到重点按，使患者局部有疼痛及发热感，可反复施治 2～3 次。

❀ **睛明**

【**定位**】 在面部，目内眦角稍上方凹陷处（图 3-43）。

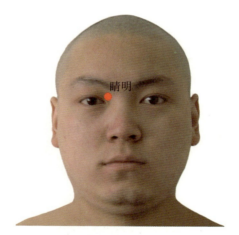

▲ **图 3-43 睛明穴**

【**取穴**】 闭眼，眼内角内侧旁开 0.1 寸，并向上 0.1 寸处，即眼眶内缘与眼睑内侧之间即是。

【**操作**】

针刺法：患者取仰卧位，嘱患者闭上眼睛常规消毒后，医者用左手轻推眼球向外侧固定，右手持 2 寸毫针紧靠眶内缘缓慢直刺

0.5～1 寸，以患者局部有酸胀感为度，不提插、不捻转，同时嘱患者站立并活动腰部，幅度由小到大，留针 15 分钟。出针后按压针孔片刻，以防出血。

❀ 印堂

【定位】　在额部，当两眉头中点（图 3-44）。

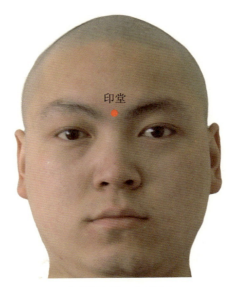

▲ 图 3-44　印堂穴

【取穴】　两眉头连线的中点，正对着鼻尖处即是。

【操作】

针刺法：患者取坐位，常规消毒后，医者用左手拇、食二指将穴周皮肤捏起，右手持 1 寸毫针直刺入皮下，再平刺 0.3～0.5 寸，施以捻转手法，待患者得气后，留针 20 分钟，同时嘱患者活动腰部，如左右转动、前俯、后仰等。每日 1 次，3 次为 1 个疗程。

🌸 承山

【定位】 在小腿后面正中，委中与昆仑之间，当伸直小腿或足跟上提时，腓肠肌肌腹下出现尖角凹陷处（图3-45）。

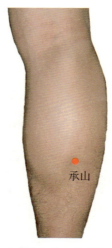

承山

▲ 图3-45　承山穴

【取穴】 ①直立，两手上举按着墙壁，足尖着地，足跟用力上提，小腿后正中的肌肉紧张而出现"人"字形，"人"字尖下凹陷处即是。②俯卧，下肢伸直，足跖挺而向上，其腓肠肌部出现"人"字陷纹，其尖下凹陷处即是。③侧卧，下肢伸直，腘横纹中央与外踝尖平齐处连线的中点即是。

【操作】

(1) 针刺法：患者取站位（扶墙或椅），常规消毒后，用1.5寸毫针快速直刺，得气后，施以提插捻转手法强刺激，使酸、麻、胀感向跟腱部或大腿部放射，以传至腰部为佳，同时嘱患者活动腰部，幅度从小到大，每10分钟行针1次，直至疼痛减轻或消失。每日1

次，一般 1～2 次即可治愈。

(2) **穴位注射法**：患者取俯卧位，常规消毒后，用注射器抽取当归注射液 2～4 毫升，针尖向外侧快速刺入穴位，待有酸、麻、胀感后，若回抽无血，则缓慢注入药液，每穴 1～2 毫升。每日或隔日 1 次，3 次为限。

❀ 昆仑

【**定位**】 在足部，外踝后方，当外踝尖与跟腱之间的凹陷处（图 3–46）。

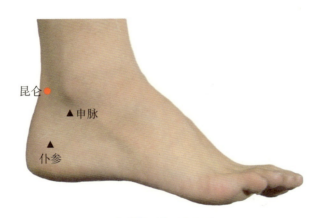

▲ **图 3-46** 昆仑穴

【**取穴**】 正坐垂足着地或俯卧位，经外踝尖做一水平线与跟腱外侧相交，外踝尖与该交点连线的中点即是。

【**操作**】

(1) **针刺法**：患者取前屈侧卧位，常规消毒后，用 1 寸毫针快速直刺入穴位，得气后施以捻转手法 10～20 分钟，直至患者自觉腰部疼痛减轻。然后医者可用持针器或止血钳，挟住毫针跟皮肤相接的部分针身,将毫针压弯,并用胶布固定。令患者抱住双膝,医者轻轻拍打腰部,最后让患者下床并活动腰部,结束治疗。固定的毫针可根据病情,留针1~2小时或更长时间,但一般不超过24小时。

(2) 推拿法:患者取仰卧位,充分暴露穴位,医者将右手拇指指尖放在患侧穴位上,先向下用力按压,然后手指向外踝方向滑动,弹拨时医者可感觉到手指下有一根筋在滚动,患者自觉有麻痛胀感或触电感向足心放射,双侧穴位各弹拨3次。每日1次,效果显著。

❀ 养老

【定位】 在前臂背面尺侧,当尺骨小头近端桡侧的凹陷中(图3-47)。

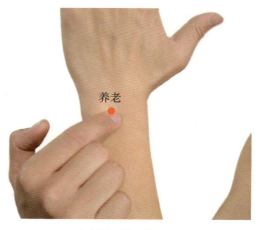

▲ 图3-47 养老穴

【取穴】 手掌心向下伏于台面,另一手食指置于尺骨小头最高点,然后顺时针转动手掌,使掌心对胸,另一手食指随尺骨小头滑动而摸至骨边缘,其所指处即是。

【操作】

针刺法：患者取坐位，常规消毒患侧穴位（效果不满意时取双侧），用 1.5 寸毫针向肘尖方向斜刺 0.5～1 寸，使局部产生酸、麻、胀等针感，同时嘱患者腰部活动，其幅度由小到大，速度由慢到快，留针 20～30 分钟，一般 1～3 次即可获效。

💠 支沟

【定位】　在前臂背侧，当阳池与肘尖的连线上，腕背横纹上 3 寸，尺骨与桡骨之间（图 3–48）。

【取穴】　掌背横纹中点上 4 横指，前臂桡骨与尺骨之间即是。

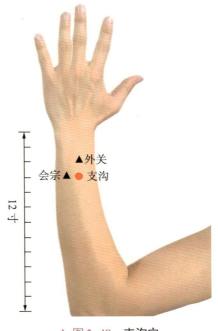

▲ 图 3–48　支沟穴

【操作】

针刺法：患者取坐位，常规消毒后，用 2 寸毫针直刺 1～1.5 寸，得气后，施以大幅度捻转手法强刺激 1～2 分钟，同时嘱患者活动腰部，做弯腰、下蹲及左右旋转等动作，留针 15～30 分钟，每 5～10 分钟行针 1 次，起针后在腰部加拔火罐，留罐 10 分钟每日 1 次。

❀ 束骨

【定位】 在足外侧，足小趾本节（第 5 跖趾关节）的后方，赤白肉际处（图 3-49）。

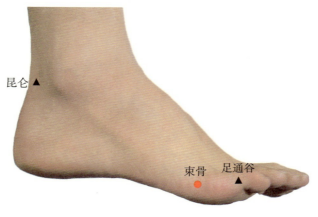

▲ **图3-49** 束骨穴

【取穴】 正坐垂足着地，或仰卧，于足外侧缘赤白肉际，当第 5 跖骨小头后缘处。

【操作】

针刺法：患者取坐位，常规消毒后，用 1 寸毫针直刺 0.3～0.4 寸，施以提插捻转泻法，待患者自觉局部有明显酸、麻、胀感，并向小腿部放射时，留针 5～10 分钟，期间依法行针 1～2 次，同时嘱患者活动腰部，起针前用重手法强刺激，完毕后可退针，每日 1 次。

❀ 肾俞

【定位】　在腰部，当第 2 腰椎棘突下，后正中线旁开 1.5 寸（图 3–50）。

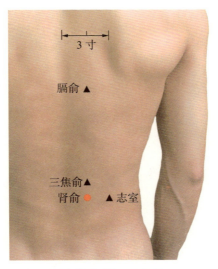

▲ 图 3–50　肾俞穴

【取穴】　由肚脐正中作线环绕身体一周，该线与后正中线的交点即为第 2 腰椎，其棘突下旁开 2 横指处即是。

【操作】

(1) 针刺法：患者取坐位，常规消毒后，用 2 寸毫针向脊柱缘斜刺 1.8 寸左右，得气后以滞针法维持针感，留针 20 分钟，同时嘱患者活动腰部，一般 1～2 次即可获效。

（2）**刺络拔罐法**：患者侧卧位，常规消毒患侧穴位皮肤，医者用双手拇、食指由穴周向中央推按，使血液积聚于针刺部位，然后押手拇、食、中三指捏紧穴位，右手持针快速点刺 0.1～0.2 寸，随即将针迅速退出，然后用闪火法拔罐于穴位上，留罐 20～30 分钟，出血量为 5～10 毫升，起罐后用消毒棉球擦净血迹并按压针孔片刻即可。每日 1 次，3～5 次即愈。

❀ 大椎

【**定位**】 在颈后区，第 7 颈椎棘突下凹陷处（图 3–51）。

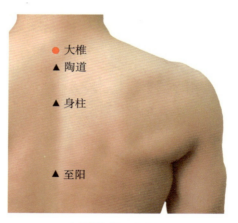

▲ **图 3–51** 大椎穴

【**取穴**】 坐位低头，项后脊柱最上方可见一隆起，且能随颈部左右摆动而转动，为第 7 颈椎，其下缘凹陷处即是。

【**操作**】

针刺法：患者取坐位，常规消毒后，用 2 寸毫针沿脊椎长轴向下斜刺 1 寸左右，施以平补平泻手法，快速捻转毫针，使患者自觉有酸、麻、胀等针感（若得气较慢，医者可从大椎穴向下轻轻叩打至腰部，反复 3 次，以导引经气，促使得气），同时令患者活动腰部，幅度由小到大，留针 15～20 分钟。每日 1 次，连续 3～5 次。

🏵 秩边

【定位】 在臀部，平第 4 骶后孔，骶正中嵴旁开 3 寸。

【取穴】 侧卧位，脊柱最下端有一高骨，即尾骨，由此向上可以摸到黄豆大小的圆骨，即骶角，左右两骶角下缘连线中点旁开 4 横指处即是（图 3-52）。

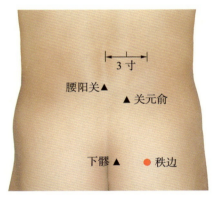

▲ 图 3-52 秩边穴

【操作】
针刺法：患者取俯卧位，常规消毒患侧穴位皮肤，用 4 寸毫针直刺 3 寸左右，得气后施以提插捻转手法，使局部有酸、麻、胀等针感，并向下肢远端放射，有时可达足底或足背外侧。不留针或留针 15～20 分钟，每 5 分钟行针 1 次，每日 1 次。

❀ 曲池

【**定位**】 在肘横纹外侧端，屈肘，当尺泽与肱骨外上髁连线的中点（图 3-53）。

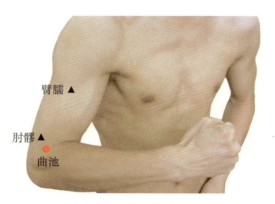

臂臑 ▲

肘髎 ▲

曲池

▲ 图 3-53　曲池穴

【**取穴**】 仰掌屈肘成 45°，肘关节桡侧，肘横纹头即是。

【**操作**】

针刺法：患者取坐位，常规消毒患侧皮肤，用 1.5 寸毫针直刺 1.2 寸左右，施以提插捻转手法，强刺激 1 分钟，以针感向手指传导为佳，然后令患者起立，做前俯后仰、左右转腰、下蹲行走等运动，幅度不宜过大，速度不宜过快，每 5 分钟行针 1 次，留针 20 分钟。一般 1 次即愈，疼痛消失，腰部活动自如，若未痊愈，可按上法每日 1 次，1~3 次可恢复。

❀ 后溪

【**定位**】 在手掌尺侧，微握拳，当小指本节（第 5 掌指关节）后的远侧掌横纹头赤白肉际处（图 3-54）。

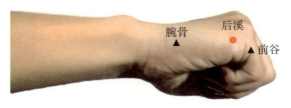

▲ 图 3-54　后溪穴

【取穴】 ①仰掌握拳，第 5 掌指关节后，有一皮肤皱襞，其尖端即是。②仰掌半握拳，手掌第二横纹尺侧端即是。③仰掌半握拳，手掌尺侧，小指掌指关节后，即第 5 掌骨头后缘凹陷处，其手掌面、背面交界线（赤白肉际）即是。

【操作】

(1) 针刺法：患者取坐位，常规消毒后，用 1.5 寸毫针快速直刺 1 寸左右，得气后施以呼吸泻法，使针感尽量上传至肩部，留针 30 分钟，每 5 分钟行针 1 次，同时嘱患者活动腰部。每日 1 次。

(2) 透刺法：患者取站立位，手握空拳，常规消毒后，用毫针快速直刺入穴位，并向劳宫及合谷穴方向透刺，强刺激使患者产生酸、麻、胀等感觉，当针感逐渐上行传至肘关节或肩部时，嘱患者做蹲起站立、左右转体等动作。留针 20～30 分钟，每 10 分钟行针 1 次，每日 1 次。

✿ 合谷

【定位】 在手背，第 1、2 掌骨间，当第 2 掌骨桡侧的中点处（图 3-55）。

【取穴】 ①拇、食指张开，使虎口拉紧，另一手的拇指关节横纹压在虎口上，拇指关节向前弯曲压在对侧的拇、食指指蹼上，拇指尖所指处即是。拇、食指并拢，两指掌骨间有一肌肉隆起（骨间

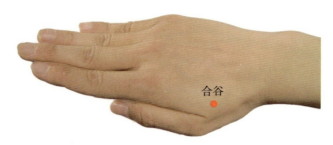

▲ 图 3-55　合谷穴

背侧肌），隆起肌肉的顶端即是。

【操作】

针刺法：患者取坐位或站立位，常规消毒后，用 2 寸毫针直刺 0.5～0.8 寸，待得气后，将针退至浅层再依次向两侧斜刺，施以捻转泻法，使患者有酸、麻、胀或触电感，以针感向上放射到手臂部，向下放射到食指尖端为佳，留针 20 分钟，每 5 分钟行针 1 次，并嘱患者带针活动腰部。亦可用 3 寸毫针沿掌骨穿过劳宫穴直透后溪穴，手法与前者相同，每日 1 次，5 次为 1 个疗程。

❀ 神门

【定位】　在腕部，腕掌侧横纹尺侧端，尺侧腕屈肌腱的桡侧凹陷处（图 3-56）。

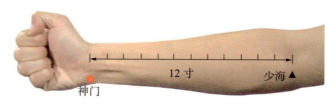

▲ 图 3-56　神门穴

【取穴】　仰掌，手掌小鱼际上角有一突起圆骨，其后缘向上可扪及一条大筋，这一大筋外侧缘（桡侧缘）与掌后腕横纹的交点即是。

【操作】

针刺法：患者取坐位，常规消毒后，用 1.5 寸毫针，针尖略向拇指方向快速斜刺 0.5～1 寸，施以捻转手法，同时嘱患者缓慢活动腰部，先左右再前后，各 2 次。留针 15～20 分钟，每 5 分钟行针 1 次。每日 1 次，一般 1～2 次即可获效。

❀ 内关

【定位】　在前臂掌侧，腕横纹上 2 寸，掌长肌腱与桡侧腕屈肌腱之间（图 3-57）。

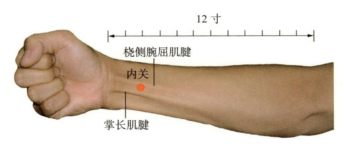

12 寸

桡侧腕屈肌腱

内关

掌长肌腱

▲ 图 3-57　内关穴

【操作】

针刺法：患者取坐位，常规消毒后，用 1.5 寸毫针快速直刺入内关穴并向外关穴透刺，待局部产生酸、麻、胀等得气感后，施以提插捻转泻法，1 分钟后针感可沿手厥阴经、手少阳经向胸胁部放射。每 10 分钟行针 1 次，一般 30 分钟左右可基本消除腰痛症状。

脱　肛

脱肛，亦称直肠脱垂，是指因直肠黏膜下层组织和肛门括约肌松弛，或大便用力过度，而致肛管、直肠、乙状结肠下移的黏膜层或肠壁脱出于肛门外的病症。临床表现为大便时肠壁自肛门口脱出，轻症仅觉肛门坠胀，脱出后能自行回复；重症每次脱出后必须用手托回，甚者于咳嗽、喷嚏、行走或劳动时脱出。中医学认为本病多由于体质虚弱，中气不足，气虚下陷所致。好发于老人、妇女和儿童。

❀ **长强**

【**定位**】　在会阴区，尾骨端下方，当尾骨端与肛门连线的中点处（图3-58）。

【**操作**】

针刺法：患者取膝胸位，常规消毒后，用1.5寸毫针紧靠尾骨斜

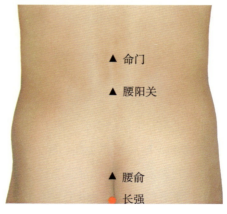

▲命门

▲腰阳关

▲腰俞

● 长强

▲ **图3-58** 　长强穴

刺 0.8～1 寸，施以平补平泻法，不留针，起针后可按揉 1 分钟，每日 1 次，6 次为 1 个疗程，适用于小儿脱肛。

❀ 百会

【定位】　在头部，当前发际正中直上 5 寸，或头部正中线与两耳尖连线的交点处（图 3-59）。

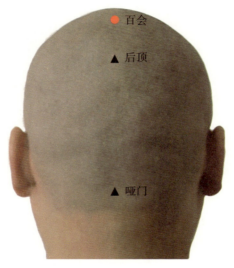

● 百会

▲ 后顶

▲ 哑门

▲ 图 3-59　百会穴

【操作】

灸法：①患者取坐位，医者用鲜姜 1 片，贴在百会穴上，上置艾炷，亦可用艾条灸，3～5 壮后医者用拇指迅速按压患者百会穴数十次，每次 30 分钟。②患者取坐位，医者左手轻轻分开患者头发以暴露穴位，右手持艾条在穴位上行温和灸 5 分钟，然后改用雀啄灸法，继续施灸 15 分钟。每日或隔日 1 次，轻度脱肛者 3～5 次即可治愈。

✿ **次髎**

【定位】 在骶部，当骶后上棘内下方，适对第 2 骶后孔处（图 3-60）。

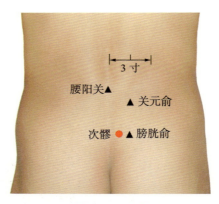

▲ **图 3-60 次髎穴**

【取穴】 ①俯卧，食指尖置于小肠俞与脊柱的中点，小指置于尾骨处圆形突起（骶角）的上方，中指与无名指以相等距离分开放置，则中指尖下即是。②俯卧，骨盆后面，从髂嵴最高点向内下骶角两侧可触及一高骨，此处为髂后上棘，与之相交的骶骨正中突起处为第 1 骶椎棘突，髂后上棘与第 2 骶椎棘突之间即为第 2 骶后孔。

【操作】

针刺法：患者取俯卧位，常规消毒后，用 2 寸毫针，针尖向内下斜刺 2 寸左右，待局部产生酸、麻、重、胀等针感后，施以捻转补法，使针感放射至肛门处，以患者肛门有明显收缩感为度，留针 20～30 分钟，每 5～10 分钟行针 1 分钟，重度脱肛者可增强刺激强度。隔日 1 次，5 次为 1 个疗程。

痔 疮

痔疮，是指由于多种原因致使肛门直肠静脉曲张而形成的单个或多个静脉结节，常与久坐、过度负重、嗜食辛辣，或长期便秘以及妊娠等有关，是一种发生于肛门部位的常见疾病，主要表现肛门部胀痛或刺痛，有异物感或下坠感，便后有肿块脱出肛门，大便带血或便后鲜血。

❀ 二白

【定位】 在前臂内侧，腕横纹上 4 寸，桡侧腕屈肌腱的两侧，一臂 2 穴，左右两臂共 4 穴（图 3-61）。

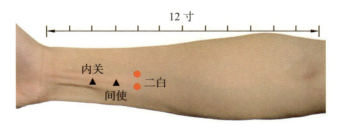

▲ 图 3-61 二白穴

【操作】

针刺法：患者取坐位，常规消毒后，用 1.5 寸毫针直刺 1 寸，施以三退一进的泻法，体虚者，施以平补平泻法，得气后留针 20 分钟，每分钟捻转 1 次，每日 1 次，2 周为 1 个疗程。

❀ 承山

【定位】 在小腿后面正中，委中与昆仑之间，当伸直小腿或足跟上提时腓肠肌肌腹下出现尖角凹陷处（图 3–62）。

【取穴】　①直立，两手上举按着墙壁，足尖着地，足跟用力上提，小腿后正中的肌肉紧张而出现"人"字形，"人"字尖下凹陷处即是。②俯卧，下肢伸直，足跖挺而向上，其腓肠肌部出现"人"字陷纹，其尖下凹陷处即是。③侧卧，下肢伸直，腘横纹中央至外踝尖平齐处连线的中点即是。

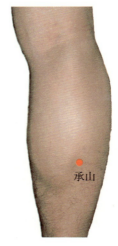

▲ 图 3–62　承山穴

【操作】

针刺法：患者取俯卧位，常规消毒后，用 2 寸毫针快速直刺 1.5 寸左右，施以捻转手法，频率为 350 次 / 分。

❀ 大肠俞

【定位】　在腰部，当第 4 腰椎棘突下，后正中线旁开 1.5 寸（图 3–63）。

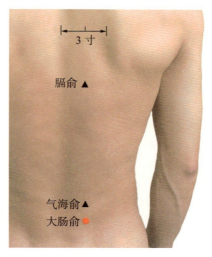

▲ 图 3-63　大肠俞

【取穴】　两髂嵴最高点连线与脊柱的交点，即为第 4 腰椎棘突下，其旁开食、中 2 横指处即是。

【操作】

挑刺法：患者俯卧位，常规消毒后，无须局部麻醉。左手用舒张手法固定、绷紧针刺点两侧皮肤，右手持三棱针，迅速刺入皮肤 0.2～0.3 厘米，随即将针身倾斜挑破皮肤，然后再刺入 0.5 厘米左右，倾斜针身并将针尖轻轻挑起，挑断皮下白色纤维组织。术后用无菌纱布按压片刻，观察无渗血后，用碘酒消毒，敷上无菌纱布后固定。为防止感染，嘱患者术后 3～5 天内不可沐浴，1 周后自行解开敷料。

❁ 次髎

【定位】　在骶部，当骶后上棘内下方，适对第 2 骶后孔处（图 3-64）。

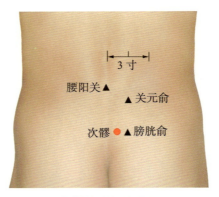

▲ 图3-64 次髎穴

【取穴】 ①俯卧，食指尖置于小肠俞与脊柱的中点，小指置于尾骨处圆形突起（骶角）的上方，中指与无名指以相等距离分开放置，则中指尖下即是。②俯卧，骨盆后面，从髂嵴最高点向内下骶角两侧可触及一高骨，此处为髂后上棘，与之相交的骶骨正中突起处是第1骶椎棘突，髂后上棘与第2骶椎棘突之间即为第2骶后孔。

【操作】

灸法：患者取俯卧位，常规消毒穴位皮肤（以次髎穴为主，配合上、中、下髎穴）后，用梅花针在八髎穴处叩刺，使局部充血，然后在穴位处散布丁桂散（丁香、肉桂）药粉，并覆盖关节止痛膏1张，然后点燃艾条，进行悬灸或雀啄灸，以患者感到温热为度。隔日1次，每次灸10～15分钟。

❀ 长强

【定位】 在会阴区，尾骨端下方，当尾骨端与肛门连线的中点处（图3-65）。

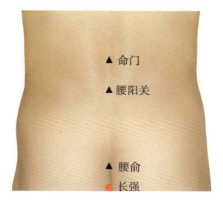

▲ 图 3-65　长强穴

【操作】

针刺法：患者取膝胸位，常规消毒后，用 2 寸毫针，针尖向尾骨尖的内侧方向快速斜刺 1 寸左右，待患者自觉局部有酸、麻、胀等针感，并沿着腰脊正中向上放射时，施以中强度刺激，留针 20 分钟。每日 1 次，10 次为 1 个疗程。

❀ 秩边

【定位】　在臀部，平第 4 骶后孔，骶正中嵴旁开 3 寸（图 3-66）。

【取穴】　侧卧位，脊柱最下端有一高骨，即尾骨，由此向上可以摸到黄豆大小的圆骨，即骶角，左右两骶角下缘连线中点旁开 4 横指处即是。

【操作】

针刺法：患者取俯卧位，常规消毒后，用 3 寸毫针向肛门方向快速斜刺 2～3 寸，得气后施以提插捻转泻法，令患者自觉局部有明显热胀感，并向肛门扩散，留针 20 分钟，期间依法行针 1～2 次。

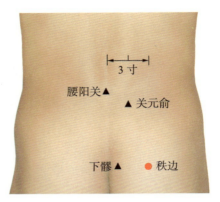

3 寸

腰阳关▲

▲关元俞

下髎▲ ● 秩边

▲ 图3-66 秩边穴

每日 1 次，7 次为 1 个疗程。

足三里

【定位】 在小腿前外侧，当犊鼻穴下 3 寸，距胫骨前缘 1 横指（图 3-67）。

【取穴】 ①站位，用同侧手张开，虎口围住髌骨上外缘，四指直指向下，中指尖的所指处即是。②正坐屈膝，以本人之手按在膝盖上，食指抚着膝下胫骨，当中指尖着处即是。③正坐屈膝，用手从膝盖正中往下摸取胫骨粗隆，胫骨粗隆外下缘直下 1 寸处即是。

【操作】

穴位注射法：患者取仰卧位屈膝，常规消毒后，用注射器抽取盐酸消旋山莨菪碱注射液 10 毫克，常规消毒双侧穴位局部皮肤后，将针头快速直刺入穴位，进针约 1 寸，得气后若回抽无血，则缓慢注入药液。每日 1 次，直至症状好转。

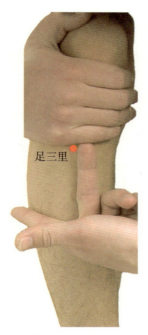

▲ 图3-67　足三里穴

✿ 龈交

【定位】　在上唇内，唇系带与上齿龈的相交处（图3-68）。

【取穴】　用手提起上唇，在口腔的前庭，上唇系带与门齿缝稍上移行部位的交点处即是。

【操作】

(1) 点刺放血法：患者仰卧位，常规消毒后，医者以左手翻开其上唇，右手持细三棱针快速点刺穴位，放血数滴，出血少者可用双手在局部挤压。每日 1 次，一般 1～3 次可获效。

(2) 穴位注射法：患者取坐位并自行用手向上翻上唇，严格消毒

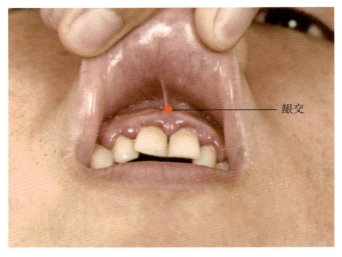

龈交

▲ 图 3-68　龈交穴

后，用注射器抽取 1% 普鲁卡因 0.5 毫升，快速进针，然后注入药液，注药完毕后，局部可能会有一凸起，嘱患者不要按压，约半小时后会自行吸收。每日或隔日 1 次，可连续治疗 2～10 次，据观察，因痔、肛裂等引起的肛门疼痛、出血，一般治疗 2～3 次后即可止痛止血；因痔脱出、肛门周围炎所致的水肿，经 1～2 次治疗即见明显减轻，3～4 次后即可消退；对血栓性外痔，可减轻疼痛，但常需手术以消除血栓；此外本法对肛瘘无明显效果。

胆道蛔虫症

　　胆道蛔虫症，是指因蛔虫钻进胆道而导致的急腹症，多见于青少年及儿童，属中医学"蛔厥"的范畴。主要表现为突发的剧烈腹痛，常为剑突下钻顶样剧烈绞痛，阵发性加剧，按之有块，或右腹疼痛拒按，右腿不能屈伸，甚至出现肢冷而厥，常伴有恶心、呕吐或吐出蛔虫。

❀ 胆囊

【定位】　在小腿前外侧，腓骨小头前下方凹陷处（阳陵泉）直下 2 寸（图 3-69）。

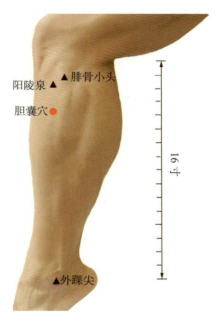

阳陵泉▲　▲腓骨小头

胆囊穴●

16 寸

▲外踝尖

▲ 图 3-69　胆囊穴

【操作】

针刺法：患者取坐位，常规消毒后，用 3.5～4 寸毫针，刺入有针感时，不停针继续深刺，刺入 3 寸左右时产生第 2 次针感，以向心性传导为佳，依法针刺对侧穴位，然后双手同时施以捻转提插泻法，直至疼痛缓解或消失，留针 30 分钟，每 5～10 分钟行针 1 次。

❀ 迎香透四白

【定位】 迎香位于鼻翼外缘中点旁，当鼻唇沟中；四白位于面部，目正视，瞳孔直下，眶下缘凹陷处（图3-70）。

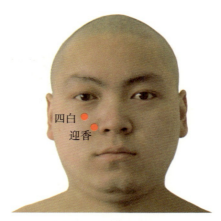

▲ 图3-70　迎香透四白

【操作】

针刺法：患者取仰卧位，常规消毒后，用1.5寸毫针从迎香向四白透刺，施以捻转泻法强刺激，得气后，用胶布将针柄固定在唇上，留针12～24小时。

急性阑尾炎

急性阑尾炎是临床常见的急腹症，多由阑尾腔内梗阻或细菌侵入管内，致使管腔发炎，主要表现为初起突然阵发性上腹部或脐周疼痛，数小时后转移并局限于右下腹天枢穴附近（麦氏点），呈持续性，并伴有压痛和反跳痛，常兼有恶寒发热、恶心呕吐等症状。由于本病病情急重，针灸只是作为一种辅助疗法，尚应根据患者的具体情况配合药物及手术治疗。

❀ 阑尾

【**定位**】 在小腿前外侧，当足三里穴下 2 寸，距胫骨前缘 1 横指（图 3-71）。

【**操作**】

针刺法：患者取坐位，常规消毒后，用 2.5 寸毫针直刺 1.5～2 寸，施以提插捻转、迎随或透天凉等手法，以泻法为主。急性期，每日 2～6 次，留针 30～60 分钟；慢性期或病轻者，不留针；重者留针 2 小时。症状好转后可逐步减少针刺数量，缩短留针时间。

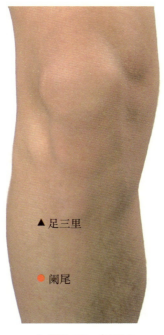

▲ **图 3-71 阑尾穴**

❀ 上巨虚

【定位】 在小腿前外侧，当犊鼻下 6 寸，距胫骨前缘 1 横指（图 3-72）。

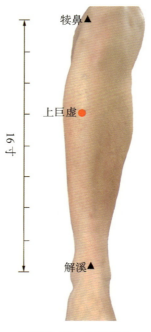

犊鼻▲

上巨虚●

16 寸

解溪▲

▲ 图 3-72　上巨虚穴

【取穴】 外膝眼（犊鼻）穴向下量两次 4 横指，当胫骨、腓骨之间即是。

【操作】

针刺法：患者取坐位，医者以右手拇指在患者右侧上巨虚穴处寻找敏感点，常规消毒后，用 2 寸毫针，先在穴位处直刺 1.5 寸左右，间隔 1 厘米再直刺 1 针，视痛点的范围共刺入 3～5 针，无敏感点时，只在穴位处施术。得气后，施以提插捻转手法强刺激，使针感向上放射，以针感达到腹部、足部为佳，留针 60～120 分钟，每 10 分钟行针 1 次。每日 1 次，病重者每日 2 次，1～2 次可获效，一般 1 周内即可痊愈。

急性肠梗阻

急性肠梗阻，是指肠腔内容物不能正常运行和通过的一种外科常见的急腹症。病情较重，以突发腹痛，呈阵发性加剧，伴见大量呕吐（先吐出胃内容物，其后为黄色胆汁，最后呈粪样物），脉搏增快、血压下降、四肢厥冷、腹胀、便秘，甚则无法排气，检查腹部可见膨胀的肠曲及蠕动波，按之有痛性包块。中医称之为"肠结症"或"关格"。

❀ 大横

【定位】　在腹部，脐中旁开 4 寸（图 3-73）。

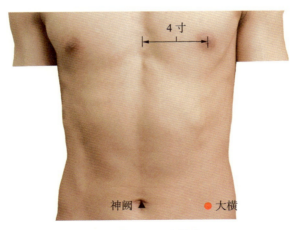

神阙 ▲　　　● 大横

▲ 图 3-73　大横穴

【操作】

针刺法：患者取仰卧位，常规消毒后，用2.5寸毫针直刺约2寸，施以提插捻转手法强刺激，不留针。每日2次，连续施术5日，适用于术后早起炎性肠梗阻。

❀ **上巨虚**

【定位】 在小腿前外侧，当犊鼻下6寸，距胫骨前缘1横指（图3-74）。

【取穴】 外膝眼（犊鼻）穴向下量两个4横指，当胫骨、腓骨之间即是。

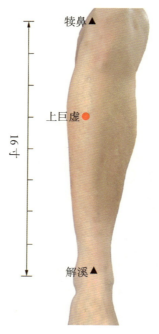

▲ **图3-74 上巨虚穴**

【操作】

针刺法：患者取坐位，常规消毒后，用 22 寸毫针直刺 1～1.5 寸，待局部有酸、麻、胀等针感后，施以提插捻转手法强刺激，留针 1～2 小时，期间行针数次，一般 1 次即可见效。

❀ 章门

【定位】　在侧腹部，当第 11 肋游离端的下方（图 3–75）。

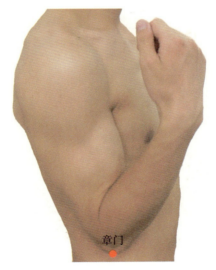

章门

▲ 图 3–75　章门穴

【取穴】　直立位，上臂紧贴胸廓侧面，屈肘，手指按压同侧缺盆处，肘尖所指处（腋中线上）即是。

【操作】

电针法：患者仰卧位，常规消毒后，用 1 寸毫针，快速直刺 0.5 寸左右，待患者局部有酸、胀、麻等感觉后，施以捻转泻法，或连接电针仪，选用疏密波，强度以患者能耐受为度，留针20～60分钟，每日1～2次。

🏵 大肠俞

【定位】 在腰部，当第4腰椎棘突下，后正中线旁开1.5寸（图3-76）。

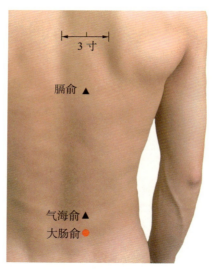

▲ 图3-76　大肠俞

【取穴】 两髂嵴最高点连线与脊柱的交点，即为第4腰椎棘突下，其旁开食、中2横指处即是。

【操作】

针刺法：患者俯卧位，常规消毒后，用2寸毫针快速直刺1寸左右，得气后施以泻法，直至腹痛停止，留针20～30分钟。本法效果明显，一般1次可痊愈。

泌尿系结石

泌尿系结石，可发生于肾、输尿管、膀胱、尿道的任何部位，发作时绞痛剧烈，以腰部、下腹部疼痛为主，可由腰向下腹、外阴部放射，并伴有尿频、尿痛、淋漓不尽、血尿等。本病属中医学"石淋"的范畴，湿热蕴积于下焦，尿液受其煎熬，日积月累，尿中杂质结成砂石而成。

✿ 阿是穴

【定位】 在患侧第 1～5 腰椎横突旁寻找压痛点（图 3-77）。

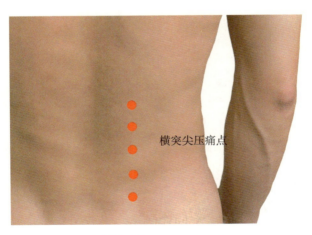

横突尖压痛点

▲ 图 3-77 横突尖压痛点

【操作】

针刺法：患者取仰卧位，常规消毒后，用 1.5～2 寸毫针直刺 1～1.5 寸，施以提插捻转泻法，直至疼痛缓解，留针 30 分钟，期间行针 1 次，每日 1～2 次，绞痛反复者可随时再针。

❀ **肾俞**

【定位】 在腰部，当第 2 腰椎棘突下，后正中线旁开 1.5 寸（图 3-78）。

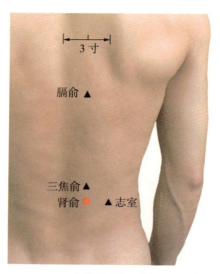

3 寸

膈俞 ▲

三焦俞 ▲
肾俞 ● ▲志室

▲ 图 3-78 **肾俞穴**

【取穴】 由肚脐正中作线环绕身体一周，该线与后正中线的交点即为第 2 腰椎，其棘突下旁开 2 横指处即是。

【操作】

穴位注射法：患者取坐位或俯卧位，常规消毒患侧穴位皮肤，用注射器抽取黄体酮 20 毫克，快速斜刺 0.5～1 寸，待局部有酸、麻、胀感后，若回抽无血，则快速注入药物。每日 2 次，14 日为 1 个疗程。

❀ **足三里**

【定位】 在小腿前外侧，当犊鼻穴下 3 寸，距胫骨前缘 1 横指

（图 3-79）。

【取穴】　①站位，用同侧手张开，虎口围住髌骨上外缘，四指直指向下，中指尖的所指处即是。②正坐屈膝，以本人之手按在膝盖上，食指抚着膝下胫骨，当中指尖着处即是。③正坐屈膝，用手从膝盖正中往下摸取胫骨粗隆，胫骨粗隆外下缘直下 1 寸处即是。

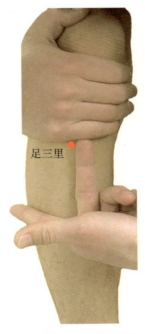

足三里

▲ 图 3-79　足三里穴

【操作】

穴位注射法：患者取仰卧位，常规消毒后，用注射器抽取维生素 K_3 注射液适量，单侧少腹痛取患侧穴位，双侧疼痛取双侧穴位，快速刺入穴位，施以强刺激手法，得气后若回抽无血，则缓慢注入药液，一般 3～5 分钟后，疼痛多可缓解。

❀ **三阴交**

【**定位**】 在小腿内侧，当足内踝上 3 寸，胫骨内侧缘后方（图 3-80）。

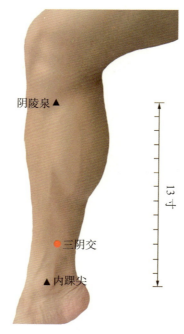

▲ 图 3-80 三阴交穴

【**取穴**】 正坐或仰卧，手四指并拢，小指下边缘紧靠内踝尖上，食指上缘所在水平线与胫骨后缘的交点即是。

【**操作**】

针刺法：患者取坐位或仰卧位，常规消毒后，用 2 寸毫针快速直刺入穴位，施以平补平泻法，以得气为度，留针 30 分钟，中间行针 1～2 次，每日 1 次，12 次为 1 个疗程，疗程间隔 5 日。

❀ 太溪

【定位】　在足内侧，内踝后方，当内踝尖与跟腱之间的凹陷处（图 3-81）。

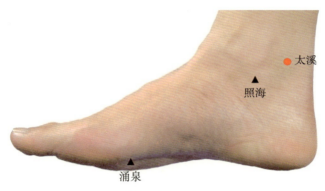

▲ 图 3-81　**太溪穴**

【操作】

　　针刺法：患者仰卧位，常规消毒后，用 1 寸毫针快速直刺 0.5 寸左右，给予中强度刺激，以患者产生麻胀痛样针感并向足部放射为佳，留针 30～90 分钟。每日 1 次，3 次为 1 个疗程。

第4章 妇科疾病

痛 经

痛经，是指在月经期或行经前后出现下腹部疼痛，或剧痛难忍，伴有腰酸、下腹坠胀、恶心呕吐，甚则痛厥的妇科常见病症，多与气滞血瘀、寒湿凝滞、气血虚弱等有关。现代医学认为本病多与神经、精神、内分泌及生殖器局部病变有关。

❀ **次髎**

【定位】 在骶部，当髂后上棘内下方，适对第2骶后孔（图4-1）。

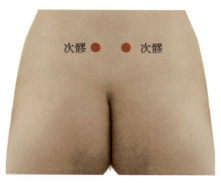

▲ 图4-1 次髎穴

【取穴】　①俯卧，食指尖置于小肠俞与脊柱的中点，小指置于尾骨处圆形突起（骶角）的上方，中指与无名指以相等距离分开放置，则中指尖下即是。②俯卧，骨盆后面，从髂嵴最高点向内下骶角两侧可触及一高骨，此处为髂后上棘，与之相交的骶骨正中突起处是第 1 骶椎棘突，髂后上棘与第 2 骶椎棘突之间即为第 2 骶后孔。

【操作】

针刺法：患者取俯卧位，常规消毒后，用 2 寸毫针直刺 1.5 寸，以针感向小腹及会阴部放射为宜，留针 30 分钟。每日 1 次，于月经来潮前 1 周开始治疗，至经停时为止，共治疗 3 个月经周期。

❀ 地机

【定位】　在小腿内侧，当内踝尖与阴陵泉的连线上，阴陵泉下 3 寸（图 4-2）。

【取穴】　正坐或仰卧，阴陵泉穴直下 4 横指，胫骨内侧面后缘处即是。

【操作】

针刺法：患者取坐位或仰卧位，常规消毒后，用 2 寸毫针，快速直刺 1～1.5 寸，待患者自觉局部有酸、麻、胀感后，施以提插捻转泻法，得气后留针 15 分钟，每 5 分钟行针 1 次。

❀ 关元

【定位】　在下腹部，前正中线上，脐中下 3 寸（图 4-3）。

【操作】

灸法：于月经前 5 日开始，患者取仰卧位，用艾条施以温和灸，温度以患者能耐受为度，每次 30 分钟，每日 1 次，直至月经来潮，每个月经周期治疗不超过 5 次，连续治疗 3 个月经周期。

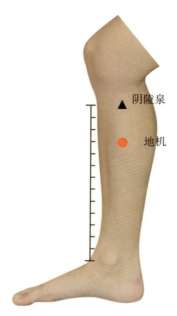

▲ 图4-2 地机穴

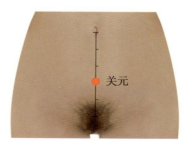

▲ 图4-3 关元穴

🌸 秩边

【定位】　在臀部，平第 4 骶后孔，骶正中嵴旁开 3 寸（图 4-4）。

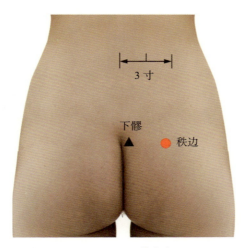

▲ 图 4-4　秩边穴

【取穴】　侧卧位，脊柱最下端有一高骨，即尾骨，由此向上可以摸到黄豆大小的圆骨，即骶角，左右两骶角下缘连线中点旁开 4 横指处即是。

【操作】

针刺法：患者取俯卧位，常规消毒后，医者先用磁圆针循经叩刺督脉（中等刺激），继之用 3 寸毫针，快速直刺入双侧穴位，待局部产生酸、麻、胀等得气感后，施以平补平泻手法，使针感传至少腹部，留针 30 分钟，每 10 分钟行针 1 次。每日 1 次，5 次为 1 个疗程，于月经来潮前 3 日开始施术。

🌸 公孙

【定位】　在足内侧缘，当第 1 跖骨基底部的前下方赤白肉际处

（图 4-5）。

【取穴】 正坐垂足或仰卧位，用手从由足大指内侧后关节（第 1 跖趾关节）处向后推有一弓形骨，其后端下缘的凹陷（第 1 跖骨基底部前下方）处即是。

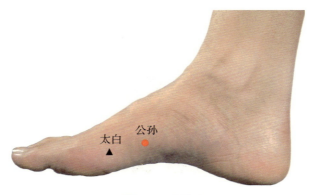

▲ 图 4-5 公孙穴

【操作】

针刺法：患者取仰卧位，常规消毒后，用 1.5 寸毫针，快速直刺 1 寸左右，得气后，施以捻转泻法 5 分钟，留针 5 分钟，依法重复 2 次后出针，每日 1 次。

❀ 三阴交

【定位】 在小腿内侧，当足内踝上 3 寸，胫骨内侧缘后方。

【取穴】 正坐或仰卧，手四指并拢，小指下边缘紧靠内踝尖上，食指上缘所在水平线与胫骨后缘的交点即是（图 4-6）。

【操作】

(1) 针刺法：患者仰卧位，常规消毒后，用 1.5 寸毫针，以向心

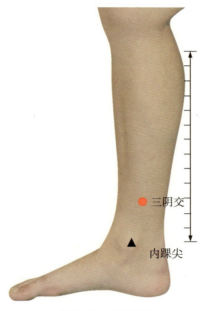

三阴交

内踝尖

▲ 图 4-6　三阴交穴

方向斜刺 0.8～1 寸，施以提插捻转手法 2 分钟，使局部有麻胀感，以向上传导为佳，留针 30 分钟，每 5 分钟行针 1 次。每日 1 次，于每次行经前 3 日施术，针至来经次日，连续治疗 3 个月经周期。

(2) 穴位注射法：患者取坐位或仰卧位，常规消毒后，用注射器抽取当归注射液 4 毫升，快速直刺入穴位，得气后若回抽无血，可缓慢注入药液，每穴 2 毫升。一般于经前 2～3 日开始施术，每日 1 次，月经来潮时再注射 2～3 次。

(3) 推拿法：患者取仰卧位，医者用双手握住患者一侧踝部，两手大拇指叠压在穴位上，以每分钟 80～120 次的频率点按，时间为 10～30 分钟，必要时可双侧穴位同时施术，疗效较佳。

❀ 至阴

【定位】 在足小趾末节外侧，距趾甲角 0.1 寸（图 4-7）。

【取穴】 正坐垂足着地或仰卧，于足小趾趾甲的外侧缘与基底部各作一条直线，两线交点处即是。

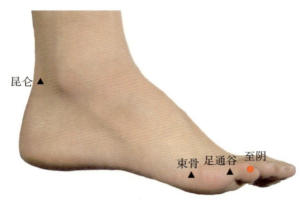

▲ 图 4-7 至阴穴

【操作】

灸法：患者取坐位，医者两手各持艾条 1 根，点燃一端，在双侧穴位的上方或侧方，距离约 1 寸许，固定不动灸之，使皮肤有温热感，直至穴位周围起红晕为止，每次 15～30 分钟。月经前 3 天开始至月经结束后为 1 个疗程，一般 2 个疗程即可治愈。本法对虚寒型痛经及寒湿凝滞型痛经，疗效甚佳，对气滞血瘀型痛经也有一定疗效。

❀ 承山

【定位】 在小腿后面正中，委中与昆仑之间，当伸直小腿或足跟上提时，腓肠肌肌腹下出现尖角凹陷处（图 4-8）。

【取穴】 ①直立，两手上举按着墙壁，足尖着地，足跟用力上

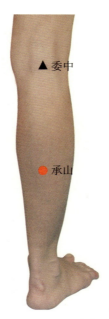

▲ 图 4-8　承山穴

提，小腿后正中的肌肉紧张而出现"人"字形，"人"字尖下凹陷处即是。②俯卧，下肢伸直，足跖挺而向上，其腓肠肌部出现"人"字陷纹，其尖下凹陷处即是。③侧卧，下肢伸直，腘横纹中央与外踝尖平齐处连线的中点即是。

【操作】

针刺法：患者取俯卧位或侧卧位，常规消毒后，用 2 寸毫针快速直刺 1.5 寸左右，得气后施以提插捻转泻法，行针 2 分钟，留针 30 分钟，每 10 分钟行针 1 次。每日 1 次，3～5 次为 1 疗程。

✿ 肾俞

【定位】　在腰部，当第 2 腰椎棘突下，后正中线旁开 1.5 寸（图

4–9）。

【取穴】 由肚脐正中作线环绕身体一周，该线与后正中线的交点即为第 2 腰椎，其棘突下旁开 2 横指处即是。

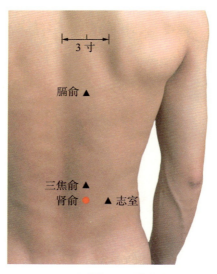

▲ 图 4-9　肾俞穴

【操作】

穴位注射法：患者取俯伏位，常规消毒后，用注射器抽取灭菌注射用水 1 毫升，快速直刺入穴区皮下，每穴各 0.5 毫升，使局部隆起约 1 厘米大小的凸起，并伴有局部毛孔变粗，有灼痛感等，一般休息 15～30 分钟即可。

❀ 血海

【定位】 屈膝，在大腿内侧，髌底内侧端上 2 寸，当股四头肌内侧头的隆起处（图 4-10）。

【取穴】　①正坐位，屈膝成直角，医者与患者相对，手掌按在病者膝盖上（左手放右侧，右手放左侧），掌心对准膝盖骨顶端，拇指向内侧，当拇指尖所指处即是。②仰卧于床上，用力蹬直下肢，髌骨内上缘上约 2 横指处鼓起之肌肉（股内收肌）的中点即是。

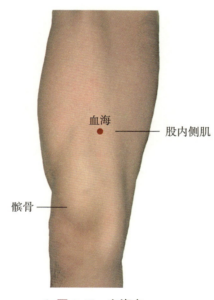

血海

股内侧肌

髌骨

▲ 图 4-10　血海穴

【操作】

针刺法：患者取仰卧位，常规消毒穴位（以血海为主穴，酌配三阴交穴）皮肤后，用 2 寸毫针向上斜刺 1.5 寸左右，三阴交穴直刺 1.2 寸，得气后施以提插捻转手法，使针感上传至会阴部，留针 30 分钟，每隔 10 分钟行针 1 次，每日 1 次。

⚘ 归来

【定位】 在下腹部，当脐中下 4 寸，距前正中线 2 寸（图 4-11 ）。

【取穴】 耻骨联合上缘上 1 横指，前正中线旁外 2 横指处即是。

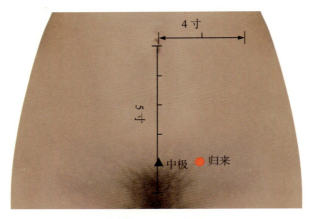

▲ 图 4-11　归来穴

【操作】

针刺法：患者取仰卧位，常规消毒后，用 2 寸毫针，快速直刺 1.5 寸，施以捻转手法，以患者自觉局部有明显酸、麻、胀感为度。治疗痛经，宜以爪切式刺入穴位，进针 1.5 寸左右，持续刺激 3 分钟，加拔火罐 5 分钟。抗早孕，宜以挟持式进针 3 寸（4 寸毫针），得气后连接电针仪，选用连续波，强度以患者能耐受为度，每日 1 次，连续施治 5～6 次。

闭　经

闭经，是指女子超过 18 岁仍未来月经，或来月经后又突然停止

3 个月以上（妊娠、哺乳、绝经期除外）的一种妇科常见病症。多因受寒饮冷；或情志抑郁，气机不畅；或素体亏虚，久病体弱等原因所致。现代医学认为本病多与内分泌、神经、精神因素等有关。

❀ 秩边

【定位】　在臀部，平第 4 骶后孔，骶正中嵴旁开 3 寸（图 4–12）。

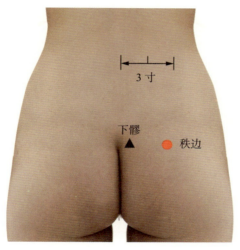

▲ 图 4–12　秩边穴

【取穴】　侧卧位，脊柱最下端有一高骨，即尾骨，由此向上可以摸到黄豆大小的圆骨，即骶角，左右两骶角下缘连线中点旁开 4 横指处即是。

【操作】

针刺法：患者取俯卧位，常规消毒后，用 4 寸毫针直刺 3.5 寸，施以小幅度提插捻转手法，以小腹部有酸坠感为宜，不留针。

❀ 长强

【定位】 在会阴区，尾骨端下方，当尾骨端与肛门连线的中点处（图4-13）。

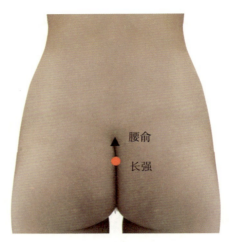

▲ 图4-13 长强穴

【操作】

针刺法：患者取膝胸位，常规消毒后，用1寸毫针，针尖向上与骶骨平行斜刺0.5～0.8寸，施以捻转手法强刺激，留针20～30分钟，每5分钟行针1次，每日1次。

❀ 十七椎

【定位】 在腰部，当后正中线上，第5腰椎棘突下（图4-14）。

【取穴】 俯卧，两髂嵴连线与脊柱的交点为第4腰椎，由此椎向下摸1个椎体即为第5腰椎，其棘突下凹陷中即是。

【操作】

针刺法：患者取侧卧位，常规消毒后，用3寸毫针，快速直刺

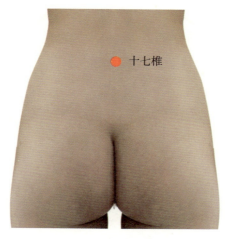

▲ 图 4-14　十七椎穴

2~2.5 寸，当进针 1 寸时施以捻转手法半分钟，以局部产生酸胀感为度，再向下将毫针捻至应刺深度。虚寒者，小幅度缓慢捻转毫针 1 分钟，留针 5~15 分钟；实热者，大幅度快速捻转毫针半分钟左右后，即可出针。

带　下

带下是指白带的量、色、质、气味等发生异常的疾病，表现为妇女阴道分泌物较正常增多，连绵不断，或白或黄或赤，是妇科常见疾病之一。多由任脉不固，水湿下注；或饮食劳倦，损伤脾胃；或湿郁化热，湿热下注所致。现代医学中生殖器感染、肿瘤或身体虚弱等因素均可引起本病。

🏵 腰阳关

【定位】　在腰部，当后正中线上，第 4 腰椎棘突下凹陷中（图

4-15）。

【取穴】 坐位或俯卧位，先摸及两胯骨最高点，即髂嵴，两髂嵴连线与后正中线的交点为第 4 腰椎，其棘突下方凹陷处即是。

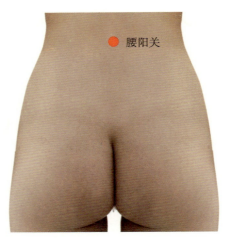

▲ 图 4-15 腰阳关穴

【操作】

针刺法：患者取俯卧位，常规消毒后，用 3 寸毫针沿皮向会阴部平刺，要求针体尽可能紧贴在真皮下，不要求有酸、麻、胀痛等感觉，用胶布固定，留针 8 小时以上，隔日 1 次。

❀ 曲骨

【定位】 在下腹部，当前正中线上，耻骨联合上缘中点（图 4-16）。

【操作】

针刺法：患者取仰卧位，常规消毒后，用 4 寸毫针，直刺或向会阴部斜刺 2.5～3 寸，以针感至会阴部为佳，施以平补平泻手法，

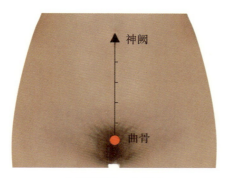

▲ 图 4-16　曲骨穴

每 10 分钟行针 1 次，每日 1 次，5 次为 1 个疗程。

🌸 隐白

【定位】　在足大趾末节内侧，距趾甲 0.1 寸（图 4-17）。

【取穴】　正坐垂足或仰卧，分别于足大趾趾甲内侧缘与基底部作一直线，两线交点处即是。

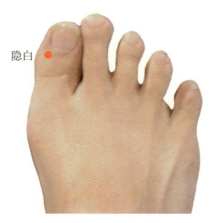

▲ 图 4-17　隐白穴

【操作】

(1) 点刺放血法：患者取仰卧位，医者先用右手拇指指腹，轻轻揉按穴位2分钟，使局部充血（利于出血，并可减轻疼痛），常规消毒后，用三棱针快速点刺穴位数下，以挤出黄豆大血珠数滴为宜，用干棉球擦净血迹并按压片刻即可。本法适用于湿热证者。

(2) 灸法：患者取仰卧位，取艾绒搓成有尖的艾炷1粒，用火点燃艾炷，待燃尽后，易炷续灸，每次3壮，每日1次。本法适用于寒湿证者。

胎位不正

妊娠七八个月后，经产前检查发现胎儿呈枕后位、臀位或横位等异常胎位，称为胎位不正，妊妇虽无异常感觉，但在生产时会发生胎儿出生困难，造成难产。

❀ 至阴

【定位】 在足小趾末节外侧，距趾甲角0.1寸（图4-18）。

【取穴】 正坐垂足着地或仰卧，于足小趾趾甲的外侧缘与基底部各作一条直线，两线交点处即是。

【操作】

灸法：患者坐位或仰卧位，医者手持艾条对准至阴穴，约1寸远，以局部温热感为宜，不可灼伤皮肤，每次10～15分钟。可于睡前进行，每日1次，7次为1个疗程。

❀ 三阴交

【定位】 在小腿内侧，当足内踝上3寸，胫骨内侧缘后方（图4-19）。

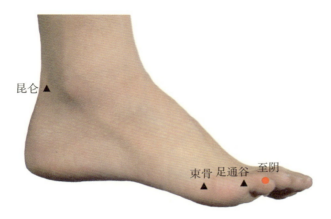

▲ 图 4-18　至阴穴

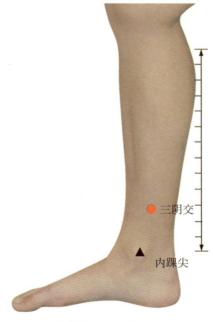

▲ 图 4-19　三阴交穴

【取穴】 正坐或仰卧，手四指并拢，小指下边缘紧靠内踝尖上，食指上缘所在水平线与胫骨后缘的交点即是。

【操作】

灸法：患者取仰卧位，医者手持艾条点燃，同时悬灸双侧三阴交穴，以局部皮肤潮红充血为度，每次 10～15 分钟。每日 1 次，3 次为 1 个疗程。注意，如有流产史或早产史，或妊娠不满 5 个月者，禁用本法。

子宫脱垂

子宫脱垂是指子宫从正常位置沿阴道向下移位，是妇产科常见疾病之一，主要表现为下腹部下坠、腰酸、排尿困难、尿频、尿潴留或尿失禁，甚者子宫颈或子宫体脱出阴道外。

❀ 提托

【定位】 在下腹部，当脐中下 3 寸，前正中线旁开 4 寸（图 4-20）。

【操作】

针刺法：患者取仰卧位，常规消毒后，用 4 寸毫针直刺提托穴约 1 寸后，倾斜针体，向子宫穴（在下腹部，当脐中下 4 寸，前正中线旁开 3 寸）透刺 2.5 寸，施以捻转手法，以患者自觉子宫上提、腰部和阴部有酸胀感为度，同时嘱患者间断做提肛动作，留针 20 分钟。隔日 1 次，10 次为 1 个疗程，疗程间隔 1 周。

脏　躁

脏躁是因心血虚损，心火上灼于肺；或肝气郁结，情志不遂所

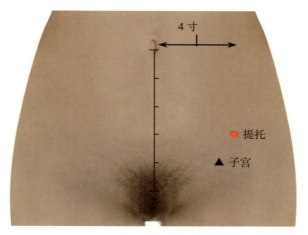

▲ 图 4-20 提托穴

致，临床表现为时悲时喜、哭笑无常、精神恍惚，甚则昏仆、不省人事，常因情志因素，如生气、吵架或遇事不顺等而诱发，属西医学"中枢神经官能症""癔症"等范畴。

🏵 **内承浆**

【定位】 在下唇内面，下唇系带近唇端处，因与承浆穴相对称而命名（图 4-21）。

【操作】

针刺法：患者取仰卧位或坐位，常规消毒后，医者用左手将患者下唇拉开，露出下唇系带，右手持 1 寸毫针快速刺入 0.1 寸。虚寒证者，施以补法；湿热证者，施以泻法；虚实夹杂者，施以平补平泻手法。留针 30～60 分钟，每 15 分钟行针 1 次，每日 1 次，10 次为 1 个疗程。

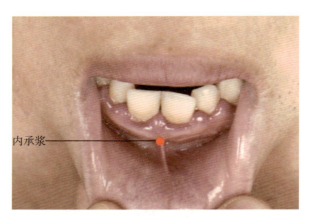

内承浆————

▲ 图4-21 内承浆穴

第5章　男科疾病

前列腺炎

　　前列腺炎，是指前列腺特异性或非特异感染所致的急慢性炎症引起的全身或局部症状，多表现为尿频，排尿困难，排尿时尿道灼热、疼痛并放射到阴茎头部，清晨尿道口可有黏液等分泌物。

　❀ 秩边

　【定位】　在臀部，平第4骶后孔，骶正中嵴旁开3寸（图5-1）。

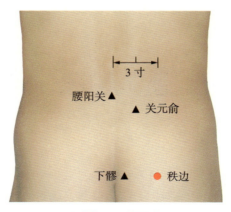

▲ 图5-1　秩边穴

【取穴】 侧卧位，脊柱最下端有一高骨，即尾骨，由此向上可以摸到黄豆大小的圆骨，即骶角，左右两骶角下缘连线中点旁开4横指处即是。

【操作】

针刺法：患者取俯卧位，常规消毒后，用4寸毫针，快速直刺进皮，然后弯曲针体进针，针尖向前阴方向斜刺2.5～4寸，使针感向少腹及前阴方向放射，留针30分钟，30次为1个疗程。

❀ 中极

【定位】 在下腹部，前正中线上，脐中下4寸（图5-2）。

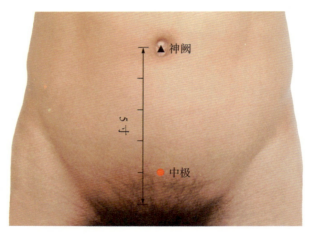

▲ 图5-2 中极穴

【操作】

针刺法：嘱患者排空膀胱后取仰卧位，常规消毒后，用3寸毫针直刺，再在穴位旁斜向中极穴加刺1针，进针1.5～2寸，得气后，施以小幅度提插捻转手法，使局部酸胀感扩散至会阴部。每日1次，

10 日为 1 个疗程。

🌸 会阴

【定位】　在会阴部，男性当阴囊根部与肛门连线的中点，女性当大阴唇后联合与肛门连线的中点（图 5-3）。

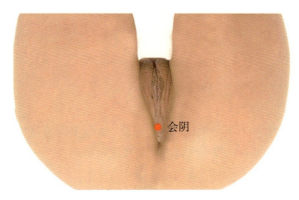

▲ 图 5-3　会阴穴

【操作】

(1) 针刺法：患者取仰卧位，双手抱膝，充分暴露穴位，常规消毒后，用 3 寸毫针施以合谷刺，即针尖向前上方斜刺 6～7 厘米，提针至皮下，再分别向两侧斜刺同样深度（向两侧斜刺的方向和正中针刺方向的夹角均为 10°）。每次由浅入深时，患者自觉局部有酸、胀、重等感觉，并可向小腹、腰骶部放射，在针尖刺入约 6 厘米时可有脱空感，此时应继续深刺 0.5～1 厘米，以直达病所。一般不提插，不捻转，不留针。每日 1 次，6 次为 1 个疗程，1～2 日后行第 2 个疗程，以 4 个疗程为限。

(2) 穴位注射法：患者取仰卧位，双手抱膝，充分暴露穴位，常规消毒后，用注射器抽取当归注射液 4 毫升和 2% 普鲁卡因 2 毫升（皮试阴性者），医者左手食指戴指套插入肛门作引导，右手持注射器快速进针，缓慢刺入 1～1.5 寸，施以提插捻转手法，得气后若回抽无血，则缓慢注入半量药液；接着将针头向内再推进 1～1.5 寸(勿刺入直肠)，直至针下感觉到沉滞有阻力时，表明已穿透前列腺被膜刺入腺体，即可再注入余下药液。每周 1～2 次，5 次为 1 个疗程。

(3) 激光针照射法：患者取仰卧位，双手抱膝，充分暴露穴位，常规消毒后，将直径 80fire 的光导纤维，经特制的空芯激光针，在会阴部的中点，与皮肤成垂直方向刺入 2 厘米左右，留针 20 分钟。每日 1 次，10 次为 1 个疗程。

(4) 灸法：患者取仰卧位，双手抱膝，充分暴露穴位，用艾条架固定在穴位上施灸，或令患者携艾条在家自行熏灸。一般多于下午灸治，每次 20～40 分钟，灸后嘱患者注意休息，每日 1 次。

❀ 长强

【定位】 在会阴区，尾骨端下方，当尾骨端与肛门连线的中点处（图 5-4）。

【操作】

穴位注射法：患者取膝胸位，常规消毒后，用注射器抽取 2% 利多卡因 5 毫升、玻璃酸酶 1500 单位、阿米卡星 0.2 克，剪取 1 厘米长的 2-0 号羊肠线放入针头前端。医者左手戴 1 次性手套，食指蘸取少许石蜡油，插入肛门做引导，右手持针对准长强穴快速刺至皮下，沿肌肉层将针尖向尾骨尖方向缓慢推进约 3 厘米，若回抽无血，则缓慢注入药物，同时向后退针，一般退至 1～2 厘米时，推注药物的阻力会突然下降，此时羊肠线已埋入穴内，推尽剩余药液。出针

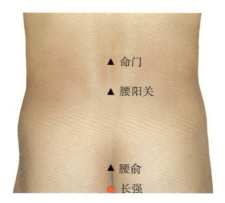

▲ 图5-4　长强穴

后用干棉球按压针孔片刻，再外敷创可贴以免针孔感染。每周 1 次，
5 次为 1 个疗程。

前列腺增生症

　　前列腺增生症是老年男性常见疾病之一，男性 40 岁以上前列腺
开始增生，但发病年龄均在 50 岁以后，发病率随着年龄的增长而增
加。常见症状有尿频、尿急、夜尿增多、排尿困难或间断排尿、排
尿不尽、尿后余沥等，随病情加重，尿道会受到更大的压力而导致
膀胱内尿液不能排出。本病属中医学"癃闭""淋证""精癃"等范畴。

　　✿ 中极

　　【定位】　在下腹部，前正中线上，脐中下 4 寸（图 5-5）。

　　【操作】

　　针刺法：患者取仰卧位，双手抱膝，充分暴露穴位，常规消毒
后，用 2.5 寸毫针，针尖向曲骨方向斜刺 1.5～2 寸，以针感向会阴
部放射为佳，每 10 分钟行针 1 次，留针 30 分钟。每日 1 次，10 次

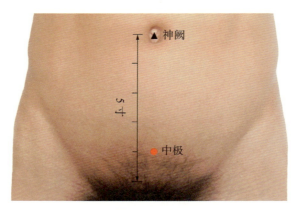

▲ 图 5-5　中极穴

为 1 个疗程，2～3 日后进行第 2 个疗程。

🌸 中髎

【定位】 在骶部，正对第 3 骶后孔（图 5-6）。

【操作】

电针法：患者取俯卧位，常规消毒后，用 4～5 寸毫针，向下斜

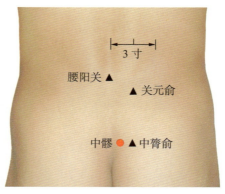

▲ 图 5-6　中髎穴

刺 2.5～3.5 寸，直至针尖刺入第 3 骶后孔，连接电针仪，选用疏密波，频率为 20 赫兹，强度以患者能耐受为度，留针 30 分钟。前 2 周每周治疗 5 次，后 2 周每周治疗 3 次，以 4 周为限。

❀ **会阴**

【**定位**】　在会阴部，男性当阴囊根部与肛门连线的中点，女性当大阴唇后联合与肛门连线的中点（图 5-7）。

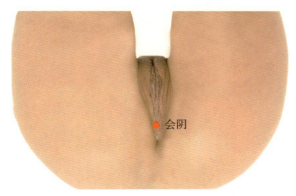

会阴

▲ 图 5-7　会阴穴

【**操作**】

穴位注射法：患者取仰卧位，双手抱膝，充分暴露穴位，常规消毒后，用注射器抽取尿通灵注射液，医者左手戴一次性手套，用手指探查肛门，扪到肿大的前列腺腺体后，将注射针头缓慢刺入，待回抽无血液及尿液时，缓慢注入药液，每周 1 次。

❀ **至阴**

【**定位**】　在足小趾末节外侧，距趾甲角 0.1 寸（图 5-8）。

【**取穴**】　正坐垂足着地或仰卧，于足小趾趾甲的外侧缘与基底

271

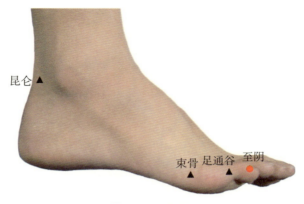

▲ 图 5-8 至阴穴

部各作一条直线，两线交点处即是。

【操作】

点刺放血法：患者取仰卧位，常规消毒后，用三棱针快速点刺穴位，可酌配内至阴穴（位于足小趾末节内侧，距趾甲角 0.1 寸），然后用双手拇、食指挤压穴周，放血约 20 滴。每日 1 次，左右交替使用，10 次为 1 个疗程，疗程间隔 5 日，2 个疗程后统计疗效。针刺过程中，停用一切药物及其他治疗。

男性不育症

男性不育症是指夫妇同居 1 年以上，没有采取任何避孕措施，由于男方的因素，造成女方不孕的情况，为临床上较难治愈的疾病之一。本病是由多种因素导致射精不能或精液内精子缺乏、精子死亡或精子形状异常等引起，中医学认为，本病多为先天不足或肾气亏虚所致。

❀ 肾俞

【定位】　在腰部，当第 2 腰椎棘突下，后正中线旁开 1.5 寸（图5-9）。

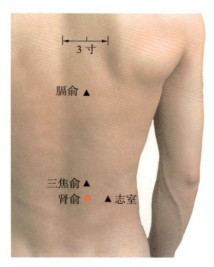

▲ 图5-9　肾俞穴

【取穴】　由肚脐正中作线环绕身体一周，该线与后正中线的交点即为第 2 腰椎，其棘突下旁开 2 横指处即是。

【操作】

挑刺法：患者取俯卧位，常规消毒后，2% 利多卡因局部麻醉，医者押手固定挑治点，右手持挑刺针沿麻醉皮丘处刺入皮下，抬高针尖并慢慢晃动，挑断皮下白色纤维样物数根，以挑尽为止。可沿各个方向挑刺，亦可效仿摇大针孔的方法，即将针刺入皮下后旋转，勾住数根纤维样物后再将其挑断。术后用碘伏消毒，敷盖无菌纱布并用胶布固定。每周 2 次，每次间隔 2～3 天，连续治疗 12 周。

❀ 气海

【定位】 在下腹部，前正中线上，脐中下 1.5 寸（图 5-10）。

【操作】

刺灸法：患者取仰卧位，常规消毒后，取 2 寸毫针直刺 1～1.5 寸，或艾炷灸 3～7 壮，或艾条灸 15～30 分钟。

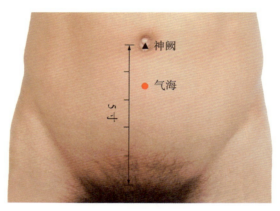

▲ 图 5-10　气海穴

男性性功能障碍

男性性功能障碍主要包括阳痿、早泄、遗精等多种疾病，多因肾气亏损，命门火衰，或惊恐伤肾，心肾不交所致。阳痿是指阴茎不能勃起，或勃而不坚，或坚而不久；早泄是指性交时过早射精；遗精是指频繁的自行排精。现代医学认为男性性功能障碍多因中枢神经功能失调而致性神经衰弱，与精神因素关系密切。

❀ 神阙

【定位】 在腹中部脐区，脐中央（图 5-11）。

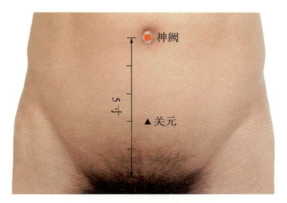

▲ 图 5-11　神阙穴

【操作】

灸法：患者取仰卧位，将药物研细末填满脐孔上置艾炷施灸 20 壮，每次艾灸 2 小时，灸后胶布固封脐中药末 2 天。3 天治疗一次，10 次为 1 个疗程。

❀ 关元

【定位】　在下腹部，前正中线上，脐下 3 寸（图 5-12）。

【操作】

针刺法：患者取仰卧位，常规消毒后，用 1.5 寸毫针直刺，行针至得气，然后将针提至皮下，针尖斜向中极方向，针身与皮肤表面成 15°～25°，沿皮刺入，得气后，采用补法，使针感向会阴部、阴茎、龟头方向传导，直至针感不传导为止。每日或隔日 1 次，10 次为 1 个疗程。

遗　精

遗精是指不因性交而排精的病证，有梦而遗称"梦遗"，无梦或

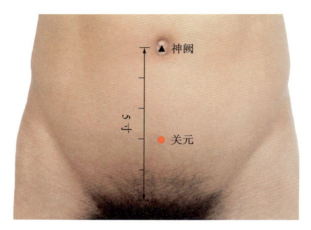

▲ 图5-12 　关元穴

在清醒状态下遗精称为"滑遗"。一般成年未婚男子每月遗精1～2次，或每周遗精1次均为正常，但频繁遗精，同时伴有头晕耳鸣、精神萎靡、疲倦乏力、腰膝酸软等全身症状时则为病态。

❀ **关元**

【**定位**】　在下腹部，前正中线上，脐中下3寸（图5-13）。

【**操作**】

灸法：患者仰卧位，用艾条施以温和灸，温度以患者能耐受为度。每日1次，每次20～30分钟，15天为1个疗程。

❀ **列缺**

【**定位**】　在前臂桡侧缘，桡骨茎突上方，腕横纹上1.5寸，当肱桡肌与拇长展肌腱之间（图5-14）。

【**取穴**】　①两手张开虎口，垂直交叉，一侧食指压于另一侧的腕后桡侧高突处，当食指尖端凹陷处即是。②握拳，掌心向内，手

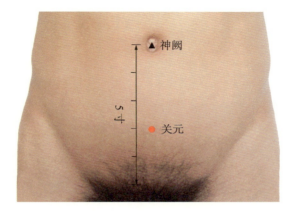

▲ 图 5-13　关元穴

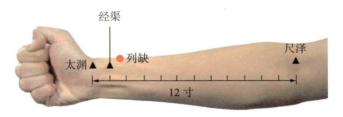

▲ 图 5-14　列缺穴

腕稍下垂，腕后桡侧可见一高突骨，用力握拳时其上方凹陷处即是。③立拳，拇指向外上方翘起，先取两筋之间的阳溪穴，该穴上 1.5 寸桡骨茎突中部的凹陷处即是。

【操作】

皮内针法：患者取坐位，常规消毒后，用 1 寸毫针，逆经脉循行方向平刺入穴位，以局部产生酸、麻、胀感为度。当患者取不同姿势活动无影响时，以胶布固定，留针 12～18 小时。一般多于晚上 6—7 时埋针，至次日上午 8—12 时取下。每周 3 次，左右交替进行。

❀ 会阴

【定位】 在会阴部，男性当阴囊根部与肛门连线的中点，女性当大阴唇后联合与肛门连线的中点（图 5-15）。

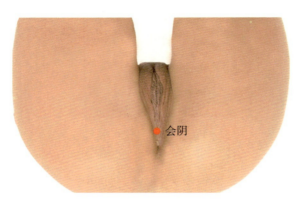

▲ 图 5-15 会阴穴

【操作】

(1) 针刺法：患者取仰卧位，双手抱膝，充分暴露穴位，常规消毒后，用 2 寸毫针，快速直刺 1.5 寸左右，施以捻转手法，不提插，刺激强度以患者能耐受为度，当患者自觉局部有较强的酸胀感，并伴有轻微的痛感时，留针 20~30 分钟，每 10 分钟行针 1 次，每日 1 次。

(2) 穴位注射法：患者取仰卧位，双手抱膝，充分暴露穴位，常规消毒后，取注射器抽取 0.25% 普鲁卡因注射液 15~20 毫升，将针头快速刺入穴位，深度不超过 1.5 厘米，待患者有酸、麻、胀等感觉时，缓慢注入药液 10~15 毫升，边注射边退针。

❀ 中极

【定位】 在下腹部，前正中线上，当脐中下 4 寸（图 5-16）。

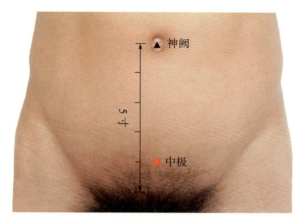

▲ 图 5-16　中极穴

【取穴】　延长前正中线至下腹部的耻骨联合处，其向上 1 横指处即是。

【操作】

温针灸：患者取仰卧位，常规消毒后，用 2 寸毫针，快速直刺 1.5 寸，得气后施以捻转手法强刺激，每 5 分钟行针 1 次，患者自觉局部有触电样感觉，并向阴茎或龟头放射，留针 20 分钟，起针后用艾条施以温和灸 1 分钟，隔日 1 次。

第6章 儿科疾病

外感发热

外感发热是小儿时期最常见的疾病，发病率占儿科疾病的首位，主要表现为病理性体温升高，伴有恶寒、面赤、烦躁等，属现代医学"急性呼吸道感染"范畴。

❀ 大椎

【定位】 在颈后区，第7颈椎棘突下凹陷中（图6-1）。

【取穴】 坐位低头，项后脊柱最上方可见一隆起，且能随颈部左右摆动而转动，为第7颈椎，其下缘凹陷处即是。

【操作】

点刺放血法：患儿取抱坐位低头，常规消毒后，医者左手提捏穴位处皮肤，右手持7号头皮针快速刺入皮肤约3毫米，随即出针，挤出血液3～5滴，用消毒棉球拭净血迹，并按压针孔片刻。

流行性腮腺炎

流行性腮腺炎，俗称"痄腮"，是由腮腺炎病毒引起的一种急性呼吸道传染病。本病多发于儿童，发病急骤，主要表现为恶寒发热、头痛、咽痛、食欲不振、恶心、周身不适等，1～2日后即见耳部一

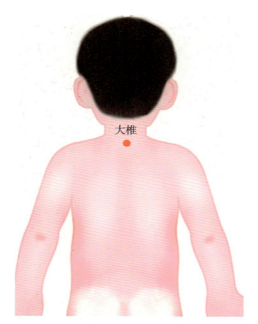

▲ 图6-1　大椎穴

侧或两侧腮腺肿大，边界不清，局部有压痛，咀嚼不便。

🌸 **角孙**

【**定位**】 在头部，折耳郭向前，当耳尖区上入发际处（图6-2）。

【**操作**】

灸法：患儿取抱坐位，常规消毒后，取灯心草 3～4 厘米，将一端蘸取少量植物油，医者手持灯心草点燃，快速移向耳部，将燃端垂直接触穴位，听到清脆的"啪啪"暴淬声，火也随之熄灭。点灸后局部多有小块灼伤，无须处理，点灸处 3 日内不可触水，数日后结痂而愈。

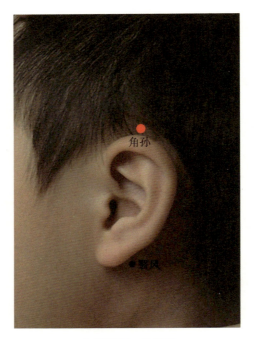

▲ 图 6-2 角孙穴

🌸 **阿是穴**

【定位】 颊部肿胀最高处。

【操作】

针刺法：患者取坐位或仰卧位，常规消毒后，用 1.5 寸毫针向口角方向斜刺 0.5～1 寸，施以捻转泻法半分钟，不留针。

🌸 **屏尖**

【定位】 在耳屏游离缘上部隆起的尖端。

【操作】

针刺法：患者取坐位，常规消毒后，医者以左手拇、食指夹持屏尖，拇指指甲切屏尖上缘，右手取 0.5 寸毫针垂直刺入穴位，深度以不刺透屏尖穴内侧皮肤为度，施以捻转手法，得气后急速出针（图6-3）。每日针刺 1 次，5 次为 1 个疗程。单侧腮腺肿胀疼痛，可取患侧穴位；双侧腮腺患病，取双侧穴位，一般发病在 2 天以内者，针刺 1 次可愈。

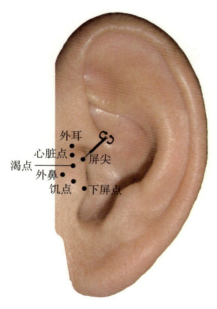

▲ 图 6-3　屏尖穴

❀ 合谷

【定位】　在手背，第 1、2 掌骨间，当第 2 掌骨桡侧的中点处（图6-4）。

【取穴】　①拇、食指张开，使虎口拉紧，另一手的拇指关节横纹压在虎口上，拇指关节向前弯曲压在对侧的拇、食指指蹼上，拇

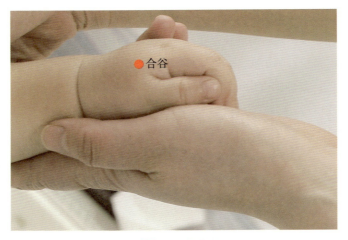

▲ 图 6-4　合谷穴

指尖所指处即是。②拇、食指并拢，两指掌骨间有一肌肉隆起（骨间背侧肌），隆起肌肉的顶端即是。

【操作】

针刺法：患儿取抱坐位或仰卧位，常规消毒后，用 2 寸毫针快速直刺 0.5 寸左右，施以平补平泻手法，待有酸麻等针感后出针。

❀ 翳风

【定位】　在耳垂后方，当乳突与下颌角之间的凹陷处（图 6-5）。

【取穴】　将耳垂向后按，耳垂的边缘处，乳突前方凹陷处即是。

【操作】

针刺法：患儿取坐位或侧卧位，常规消毒患侧穴位皮肤，用 2 寸毫针直刺 1～1.5 寸，待局部产生酸、麻、胀感时，施以提插捻转泻法，留针 20～30 分钟。起针后，可点刺少商穴，放血数滴。每日 1 次，一般 1～3 次即可获效。

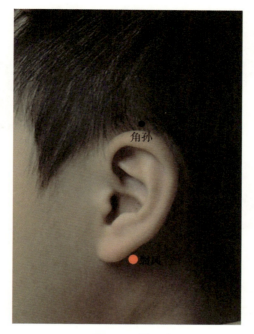

角孙

翳风

▲ 图 6-5 翳风穴

❀ 手三里

【定位】 在前臂背面桡侧，当阳溪与曲池连线上，肘横纹下 2 寸（图 6-6）。

【取穴】 横肱屈肘立掌，桡侧肘横纹头（即曲池穴）向前 2 横指处即是。

【操作】

点刺放血法：患儿取抱坐位或仰卧位，常规消毒穴位（单侧病变取患侧穴位，双侧病变则取双侧穴位）皮肤，医者用拇指或小鱼际在患儿手臂部由上向下推运至手腕部，共 10～20 次，然后用止血

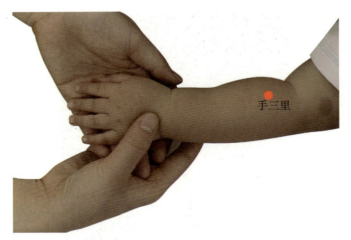

▲ 图6-6 手三里穴

带将手腕扎紧，用细三棱针快速点刺穴位局部 2～3 下，出血少许，用干棉球拭净血迹并按压片刻即可。每日 1 次，直至病愈。

❀ 少商

【定位】 在手拇指末节桡侧，距指甲角 0.1 寸处（图6-7）。

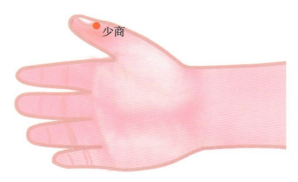

▲ 图6-7 少商穴

【取穴】　仰掌，微握拳，拇指上翘，沿拇指甲基底部和桡侧缘各作一直线，两线相交处即是。

【操作】

点刺放血法：患儿取抱坐位或仰卧位，常规消毒穴位（单侧病变取患侧穴位，双侧病变则取双侧穴位）皮肤，医者用右手拇指面在患儿拇指桡侧缘由指根到指尖缓慢推运 10～20 次，然后用左手固定患儿拇指，右手持细三棱针，快速点刺穴位局部 2～3 下，出血少许，用干棉球拭净血迹并按压片刻即可。每日 1 次，直至病愈。

腹　泻

小儿腹泻是婴儿时期的一种急性胃肠道功能紊乱性疾病，多见于夏秋季节，以大便次数增多，质地稀薄为主症。中医学认为，小儿脏腑娇嫩，易受风、寒、暑、湿等邪气影响，致使脾胃运化失常，清浊不分引起腹泻。本病最易耗伤气液，若不及时治疗或治疗不当，可以转成慢惊风或气脱液竭，易致死亡。年龄越小，发病率越高，也越容易恶化。

❁ 神阙

【定位】　在腹中部，脐中央（图 6-8）。

【操作】

灸法：患儿取仰卧位，医者用左手触摸患儿腹部，轻轻揉揉，右手持艾条，在距离皮肤 3～6 厘米处，以肚脐为中心呈环形旋转熏灸，先顺时针，后逆时针，意在平补平泻。每次 30 分钟，以医者手下有温热感，患儿局部皮肤微红为度，每日 2 次。

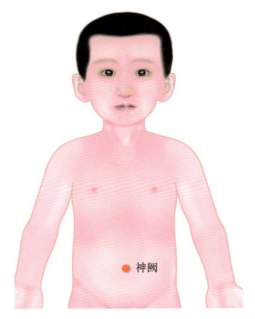

▲ 图 6-8 神阙穴

✿ 足三里

【定位】 在小腿前外侧，犊鼻下 3 寸，距胫骨前缘 1 横指（图 6-9）。

【取穴】 ①站位，用同侧手张开，虎口围住髌骨上外缘，四指指尖向下，中指尖所指处即是。②正坐屈膝，以本人之手按在膝盖上，食指抚着膝下胫骨，中指尖处即是。③正坐屈膝，用手从膝盖正中往下摸取胫骨粗隆，胫骨粗隆外下缘直下 1 寸处即是。

【操作】

皮肤针法：患儿取仰卧位，常规消毒后，用梅花针在穴位上轻叩，以穴位皮肤潮红为度。无发热、恶心、呕吐者，只取主穴；伴

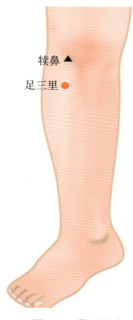

犊鼻 ▲

足三里 ●

▲ 图 6-9　足三里穴

发热者，加曲池；伴恶心、呕吐者，加内关穴。每日 1 次，5 次为 1 个疗程。

❀ 气海

【**定位**】　在下腹部，前正中线上，脐中下 1.5 寸（图 6–10）。

【**操作**】

针刺法： 患儿仰卧位，常规消毒后，根据患儿的胖瘦，选用 1～1.5 寸毫针，医者左手固定针尖于阴交穴上，右手持针柄以 15°～25° 快速捻转进针，向气海穴透刺，先捻转后提插，5～10 秒即可，一般不留针，出针后用干棉球按压针孔片刻。每日 1 次，3～5

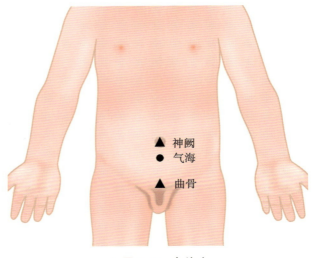

▲ **图 6-10** 气海穴

天为 1 个疗程。

🌸 天枢

【定位】 在腹中部，脐中旁开 2 寸处（图 6-11）。

【取穴】 由脐中水平旁开 2 横指处即是。

【操作】

穴位注射法：患儿取仰卧位，先将硫酸阿托品注射剂 0.2 毫克和维生素 B_6 注射剂 20 毫克，加入注射用水稀释至 0.8～1.2 毫升，常规消毒后，用注射器抽取药液，将针头快速刺入穴位皮下，再向外侧斜刺 1～1.5 厘米，施以提插捻转手法，得气后若回抽无血，则可缓慢注入药液，每穴 0.4 毫升，隔日 1 次。

🌸 中脘

【定位】 在上腹部，前正中线上，当脐中上 4 寸（图 6-12）。

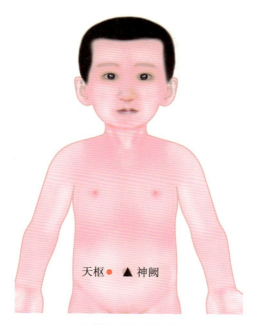

天枢 ● ▲ 神阙

▲ 图 6-11 天枢穴

【取穴】 脐中与胸骨体下缘连线的中点处即是。

【操作】

针刺法：患儿取仰卧位，常规消毒后，用 0.5 寸毫针，对准穴位快速直刺 0.2～0.3 寸，施以补泻手法后立即出针，每日 1 次。

❀ 委中

【定位】 腘横纹中点，当股二头肌腱与半腱肌肌腱的中间（图 6-13）。

【取穴】 俯卧，微屈膝，腘窝横纹正中央，两筋之间即是。

【操作】

穴位注射法：患儿取抱坐位，常规消毒后，用注射器抽取庆

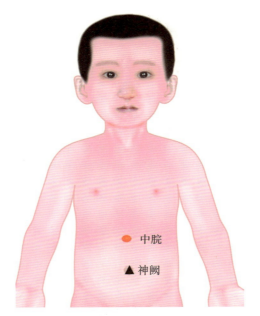

▲ 图 6-12　中脘穴

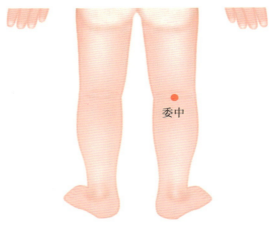

▲ 图 6-13　委中穴

大霉素注射液（每天每千克用量为 0.3 万单位）、盐酸消旋山莨菪碱注射液（每天每千克用量为 0.4 毫克），针尖向上快速斜刺入穴位，得气后若回抽无血，则快速注入药液，每穴各半量，每日1 次。

❀ 公孙

【定位】　在足内侧缘，当第 1 跖骨基底部的前下方赤白肉际处（图 6-14）。

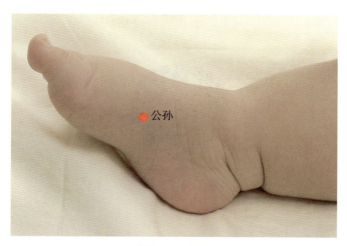

▲ 图 6-14　公孙穴

【取穴】　正坐垂足或仰卧位，用手从足大趾内侧后关节（第 1 跖趾关节）处向后推有一弓形骨，弓形骨后端下缘的凹陷（第 1 跖骨基底部前下方）处即是。

【操作】

穴位注射法：患儿取抱坐位，常规消毒后，用注射器抽取山莨蓉碱（每千克体重 0.5～1.5 毫克）适量，快速将针与足底平行刺入 1.5～2.5 厘米，随即将药物注入穴位，每次仅在单侧穴位施术，两侧交替使用。每日 1～2 次，3 日为 1 个疗程。治疗期间可酌减食量，个别患儿可进行对症处理。

❀ 脾俞

【定位】 在背部，当第 11 胸椎棘突下，后正中线旁开 1.5 寸（图 6-15）。

【取穴】 平肩胛骨下角的椎骨为第 7 胸椎，由此往下推 4 个椎体即为第 11 胸椎，其棘突下旁开食、中 2 横指处即是。

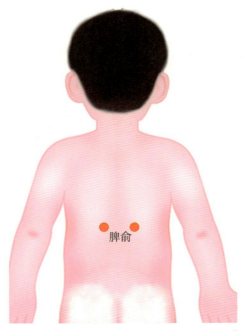

▲ 图 6-15 脾俞穴

【操作】

点刺出血法：患儿取俯卧位，常规消毒后，医者用左手固定穴位，右手持 0.5 寸毫针，在穴位处自左向右依次划痕 2～2.5 厘米，深度以皮下有点滴出血为度，术毕敷以无菌纱布，用胶布固定，1 周后可进行第 2 次治疗。

❀ 肾俞

【定位】 在腰部，当第 2 腰椎棘突下，后正中线旁开 1.5 寸（图 6–16）。

【取穴】 由肚脐正中作线环绕身体一周，该线与后正中线的交

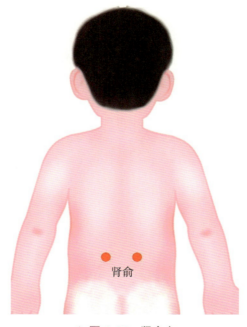

肾俞

▲ 图 6–16 肾俞穴

点即为第 2 腰椎，其棘突下旁开 2 横指处即是。

【操作】

点刺放血法：患儿俯卧位，常规消毒后，用三棱针或手术刀，以穴位为起点，由内向外横划约 1 寸，然后用手指轻轻挤捏，微见血液渗出即可。每日 1 次，轻者 1 次、重者 2～3 次即可获效。

夜　啼

夜啼，是指因小儿神经系统发育不完全，或其他疾病导致神经功能调节紊乱，致使婴儿入夜啼哭，时哭时止，或每夜定时啼哭，甚则通宵达旦，而白天能正常入睡的儿科常见病症。中医学认为，本病多由脾寒、心热、惊吓或食积等引起，临床应辨证施治。

❀ **涌泉**

【定位】　在足底部，卷足时足前部凹陷处，约当足底 2、3 趾趾缝纹头端与足跟连线的前 1/3/ 与后 2/3 的交点上（图 6–17）。

【操作】

药敷法：取茯神、远志（比例为 1∶1），研末混合备用。临睡前取药粉 20 克左右，用醋适量调和，捏成小饼状，外敷于双侧足心涌泉穴处，再贴以纱布固定，于次日晨起取下。每日 1 次，3 次为 1 个疗程，可连用 2 个疗程。

❀ **中冲**

【定位】　在手中指末节尖端的中央，距指甲游离缘约 0.1 寸处（图 6–18）。

【操作】

点刺出血法：患儿取抱坐位，医者左手固定患儿中指，常规消

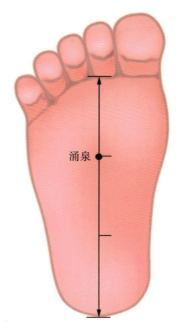

▲ 图 6-17　涌泉穴

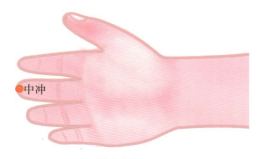

▲ 图 6-18　中冲穴

毒后，右手持细三棱针，使针尖向上点刺，深度为 0.1 寸左右，出血 3～5 滴即可。一般 1 次即可获效，若效果欠佳，次日可再施术 1 次。

❀ 四缝

【定位】　仰掌伸指，在第 2～5 指掌侧，近端指关节的中央，一手 4 穴，左右共 8 穴（图 6–19）。

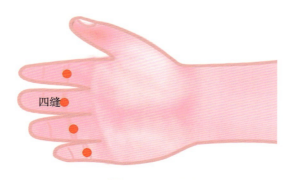

四缝

▲ 图 6-19　四缝穴

【取穴】　伸手仰掌，第 2～5 指的第 1、2 指节相交处，横纹中点即是。

【操作】

点刺放血法：患儿取坐位或仰卧位，常规消毒后，用三棱针快速点刺（进针深度依患儿大小而定），点刺出血或挤出少许淡黄色透明黏液，然后用消毒干棉球拭干并按压片刻即可。每 3～7 日 1 次，多数 1 次即愈，少数 3 次可愈。本法治疗因惊吓而发病者，疗效尤佳。

疳 积

疳积，是指以面黄肌瘦、毛发稀黄、食欲反常、肚腹膨大或腹凹如舟、时发潮热、精神萎靡等为主要表现的儿科慢性病症，多见于 5 岁以下婴幼儿。"疳"字含义有二：一是"疳者甘也"，意谓小儿恣食肥甘，损伤脾胃，积滞中焦，日久成疳；二是"疳者干也"，意谓气液干涸，形体羸瘦，而成干枯之病。

❀ **四缝**

【**定位**】 仰掌伸指在手指，在第 2～5 指掌侧，近端指关节的中央，一手 4 穴，左右共 8 穴（图 6-20）。

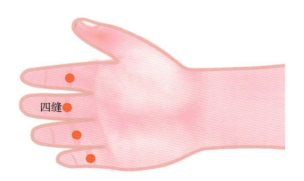

四缝

▲ 图6-20 四缝穴

【**取穴**】 伸手仰掌，第 2～5 指的第 1、2 指节相交处，横纹中点即是。

【**操作**】

点刺放血法：患儿取坐位或仰卧位，常规消毒后，用三棱针快速点刺（进针深度依患儿大小而定），点刺出血或挤出少许淡黄色透明黏液，然后用消毒干棉球拭干并按压片刻即可。

❀ 足三里

【定位】 在小腿前外侧，当犊鼻穴下 3 寸，距胫骨前缘 1 横指（图 6-21）。

【取穴】 ①站位，用同侧手张开，虎口围住髌骨上外缘，四指直指向下，中指尖的所指处即是。②正坐屈膝，以本人之手按在膝盖上，食指抚着膝下胫骨，当中指尖着处即是。③正坐屈膝，用手

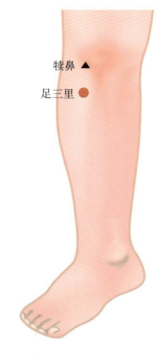

犊鼻 ▲

足三里 ●

▲ 图6-21 足三里穴

从膝盖正中往下摸取胫骨粗隆，胫骨粗隆外下缘直下 1 寸处即是。

【操作】

穴位注射法： 患儿取仰卧位，常规消毒后，用注射器抽取适当药液，快速直刺入双侧足三里穴，施以小幅度提插捻转手法，得气后若回抽无血，则缓慢注入药液，出针时用干棉球按压针孔片刻。每日 1 次，3 次为 1 个疗程。

急惊风

惊风，俗称"抽风"，是儿科常见疾病之一，表现为阵发性四肢和面部肌肉抽动，多伴有两侧眼球上翻、凝视或斜视、口吐白沫、牙关紧闭，甚至颈项强直、角弓反张、呼吸暂停、神志不清，发作时间可持续几秒钟至几分钟。一年四季均可发病，好发于 1—5 岁的婴幼儿，年龄越小，发病率越高。由于其病情比较凶险，且变化迅速，常威胁小儿生命，故有"小儿之病，最重惟惊"之说。

❀ **十宣**

【定位】　在手指，十指尖端，距指甲游离缘 0.1 寸，左右共 10 个穴位（图 6-22）。

【操作】

点刺放血法： 患儿取抱坐位，常规消毒后，用 1 寸毫针，对准指尖直刺 0.1～0.2 寸，施以大幅度提插捻转手法强刺激，摇大针孔迅速出针，对指尖稍作挤压令出血少许，然后用干棉球拭净血迹并按压片刻。如法轮番针刺双手 5 指，直至惊厥停止。

❀ **水沟**

【定位】　在面部，当人中沟的上 1/3 与下 2/3 交点处（图 6-23）。

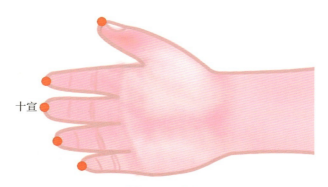

▲ 图 6-22 十宣穴

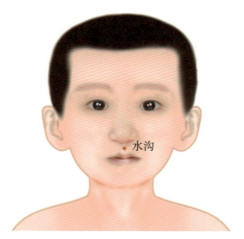

▲ 图 6-23 水沟穴

【操作】

点刺放血法：患儿取抱坐位，常规消毒后，将三棱针向上与皮肤成 30° 快速点刺 5～10 下，出血量以 1 毫升为度，直至患儿牙关松动，长喘一口气，全身肌肉松弛，抽搐停止。

百日咳

百日咳是儿科常见的一种呼吸道传染病，由感染百日咳嗜血杆菌引起喉、气管和支气管的卡他性炎症，以阵发性、痉挛性咳嗽，并在咳嗽终止时出现鸡鸣样吸气吼声为特征。本病可持续数周至 3 个月，一年四季均可发生，尤以冬春为多，以 5 岁以下小儿最为常见，属中医学"顿咳""鸬鹚咳"范畴。

❀ **十宣**

【定位】　在手指，十指尖端，距指甲游离缘 0.1 寸，左右共 10 个穴位（图 6-24）。

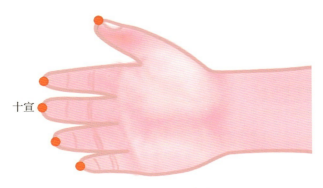

十宣

▲ 图 6-24　十宣穴

【操作】

点刺放血法：患儿取抱坐位，常规消毒后，用 1 寸毫针，快速点刺双侧十宣穴，进针 0.1 寸左右，挤压针孔放血少许即可。每日 1 次，4 次为 1 个疗程。

❀ 四缝

【定位】 仰掌伸指，在第 2～5 指掌侧，近端指关节的中央，一手 4 穴，左右共 8 穴（图 6-25）。

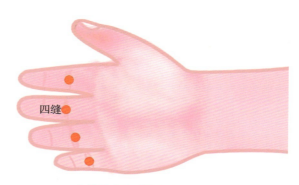

四缝

▲ 图 6-25 　四缝穴

【取穴】 伸手仰掌，第 2～5 指的第 1、2 指节相交处，横纹中点即是。

【操作】

点刺放血法：患儿取坐位或仰卧位，常规消毒后，用三棱针快速点刺（进针深度依患儿大小而定），点刺出血或挤出少许淡黄色透明黏液，然后用消毒干棉球拭干并按压片刻即可，1 次未效者，次日继针。

❀ 肺俞

【定位】 在背部，当第 3 胸椎棘突下，后正中线旁开 1.5 寸处（图 6-26）。

【操作】

点刺放血法：患儿取俯卧位，常规消毒后，用三棱针点刺出血，

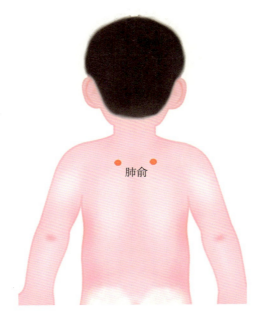

▲ 图 6-26　肺俞穴

并挤出少许透明黄色液体或血液，用干棉球拭净并按压片刻即可。1次未效者，次日继针 1 次。

❀ 尺泽

【定位】　在肘曲，肘横纹上，肱二头肌腱桡侧凹陷处（图 6-27）。

【操作】

穴位注射法：患儿取仰卧位，伸直手臂，并固定肘关节，用注射器抽取链霉素 0.5 克（用 5 毫升注射用水稀释），快速刺入穴位 1～1.5 厘米，若回抽无血，则缓慢注入药液（1 岁以内患儿每侧穴位 0.5 毫升，1 岁以上患儿每侧穴位 1 毫升），每次均注射双侧穴位。每日 1 次，5 次为 1 个疗程。

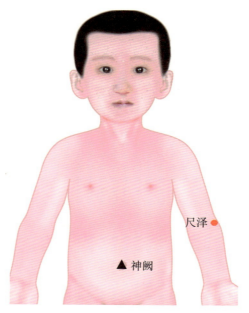

尺泽

▲ 神阙

▲ 图 6-27　尺泽穴

✿ 曲池

【定位】　在肘横纹外侧端，屈肘，当尺泽与肱骨外上髁连线的中点（图 6-28）。

【取穴】　仰掌屈肘成 45°，肘关节桡侧，肘横纹头即是。

【操作】

穴位注射法：先给患儿做链霉素过敏试验，阴性者可在常规消毒一侧穴位后，用注射器抽取适量药液，快速直刺 1～1.5 寸，得气后若回抽无血，则缓慢注入链霉素，注射量依患儿年龄及体质而定，每日 1 次。

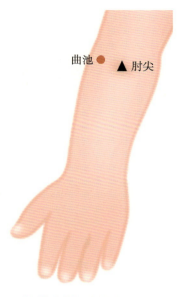

▲ 图 6-28　曲池穴

第7章 五官科疾病

麦粒肿

麦粒肿，俗称"针眼"，多由睫毛毛囊皮脂腺和睑板腺的化脓性炎症所致，以初起轻微痒肿，继则焮赤作痛，充血水肿，形成硬结，甚则化脓出头为主要表现。中医学认为本病多由热毒蕴积或风热相搏，上攻于目所致。

❀ 耳尖

【定位】 在耳郭的上方，当折耳向前，耳郭上方的尖端处（图 7–1）。

【取穴】 将耳郭向耳屏对折，其上端最高点即是。

【操作】

点刺放血法：患者取坐位，常规消毒后，用三棱针，将针尖对准耳尖穴（单侧发病取患侧，两眼发病取双侧），快速刺入约 2 毫米，迅速出针，出针后用手指挤压，使出血 3～5 滴，用消毒棉球拭去血液，按压针孔。轻者 1 次，重者可在次日或 3 日后依法重复 1 次。

❀ 脾俞

【定位】 在背部，第 11 胸椎棘突下，后正中线旁开 1.5 寸（图 7–2）。

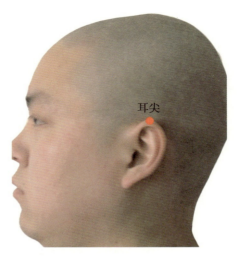

▲ 图 7-1　耳尖穴

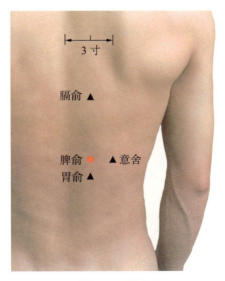

▲ 图 7-2　脾俞穴

【取穴】 平肩胛骨下角的椎骨为第 7 胸椎，由此往下推 4 个椎体即为第 11 胸椎，其棘突下旁开食、中 2 横指处即是。

【操作】

皮内针法：患儿取俯卧位，常规消毒后，将 5 毫米皮内针，快速按入脾俞穴，用胶布固定环形针柄，留置 24 小时，隔日 1 次，一般 1～2 次即可治愈。

❀ 三阴交

【定位】 在小腿内侧，当足内踝上 3 寸，胫骨内侧缘后方（图7-3）。

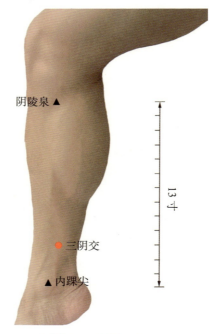

▲ 图7-3 三阴交穴

【取穴】　正坐或仰卧，手四指并拢，小指下边缘紧靠内踝尖上，食指上缘所在水平线与胫骨后缘的交点即是。

【操作】

针刺法：患者取坐位或仰卧位，常规消毒后，用 2.5 寸毫针直刺 1.5～2 寸，得气后给予强刺激，不留针，可配合毛刺眼眶周围一圈，反复 2～3 次。每日 1 次，连续 3～4 日。

❀ **大杼**

【定位】　在背部，第 1 胸椎棘突下，后正中线旁开 1.5 寸（图 7-4）。

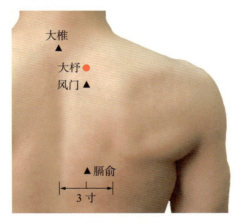

▲ 图 7-4　**大杼穴**

【取穴】　低头，颈背部交界处有一高突并能随颈部左右摆动而转动，即第 7 颈椎，由此向下推 1 个椎骨，即第 1 胸椎，该椎骨棘突下、后正中线旁开 2 横指处即是。

【操作】

点刺放血法：患者取坐位，常规消毒后，用 0.5～1 寸毫针快速直刺 0.4～0.6 寸，随即出针，放血 3～5 毫升，每日 1 次。

❀ **后溪**

【定位】 在手掌尺侧，微握拳，当小指本节（第 5 掌指关节）后的远侧掌横纹头赤白肉际处（图 7-5）。

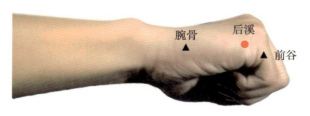

▲ **图 7-5　后溪穴**

【取穴】 ①仰掌握拳，第 5 掌指关节后，有一皮肤皱襞，其尖端即是。②仰掌，半握拳，手掌第 2 横纹尺侧端即是。③仰掌，半握拳，手掌尺侧，小指掌指关节后，即第 5 掌骨头后缘凹陷处，其手掌面、背面交界线（赤白肉际）即是。

【操作】

(1) 灸法：患者取坐位或仰卧位，取艾绒搓成圆锥形的大如麦粒的艾炷，放置于健侧穴位，然后点燃其顶端，待患者感到局部皮肤灼痛时，更换艾炷再灸，以皮肤充血起红晕为度。每日 1 次，轻者 1 次重者 2 次即可痊愈。

(2) 针刺法：患者取坐位或仰卧位，微握空拳，常规消毒后，用 0.5 寸毫针，快速直刺 0.5 寸左右，得气后施以强刺激 5～6 次，出针时可挤出 1 滴血液。每日 1 次，效果明显。

❀ **攒竹**

【定位】 在面部，当眉头凹陷中，眶上切迹处（图 7-6）。

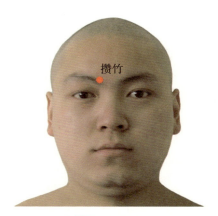

▲ 图 7-6　攒竹穴

【取穴】　患者皱起眉毛时，眉头内侧端隆起处即是。

【操作】

点刺放血法：患者仰卧位，常规消毒后，医者用细三棱针快速点穴位刺数次，令血自出，然后用酒精棉球或纱布拭净。若出血较少，医者可用双手挤压穴周，每次放血 1~4 毫升，每日 1 次。

❀ 少泽

【定位】　在手小指末节尺侧，距指甲角 0.1 寸处（图 7-7）。

【取穴】　掌心向下，伸直小指，沿手小指指甲基底部和尺侧缘各作一直线，两线相交处即是。

【操作】

点刺放血法：患者取坐位或仰卧位，医者先用双手拇指在穴周用力挤压片刻，然后常规消毒，用细三棱针快速点刺数次，挤出血液 3~4 滴，用于棉球拭净血迹并压迫止血即可。每日 1 次，3 次为 1 个疗程。

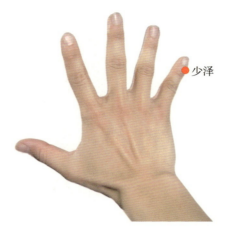

●少泽

▲ 图 7-7 少泽穴

结膜炎

结膜炎，俗称"红眼病"，是眼科常见病之一，多由细菌感染所致，主要表现为球结膜充血、水肿、分泌物增多，患眼畏光，并有灼热感等。本病发病急骤，易于传染，好发于春秋两季，中医学称之为"暴发火眼""天行赤眼"，由感受风热毒邪所致。

❀ 少商

【定位】 在手拇指末节桡侧，距指甲角 0.1 寸（图 7-8）。

【取穴】 仰掌，微握拳，拇指上翘，沿拇指甲基底部和桡侧缘各作一直线，两线相交处即是。

【操作】

点刺放血法：患儿取抱坐位或仰卧位，常规消毒后，医者用右手拇指面在患儿拇指桡侧缘由指根到指尖缓慢推运 10～20 次，然后

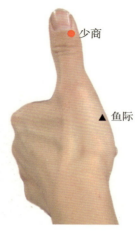

▲ 图 7-8　少商穴

用左手固定患儿拇指，右手持三棱针直刺约 0.2 厘米，然后快速出针，以局部出血为度。每日 1 次，一般 1~2 次即可治愈。

❀ **太阳**

【定位】　在颞部，当眉梢与目外眦之间，向后约 1 横指的凹陷处（图 7-9）。

【操作】

点刺放血法：患者取仰卧位，常规消毒后，用三棱针快速点刺约 0.3 厘米，放血 1~2 滴，术毕用消毒棉球擦净血迹。每日 1 次，连续治疗 3 次。

❀ **印堂**

【定位】　在额部，当两眉头中点（图 7-10）。

【取穴】　两眉头连线的中点，正对着鼻尖处即是。

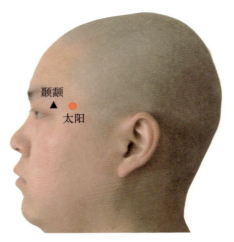

▲ 图 7-9　太阳穴

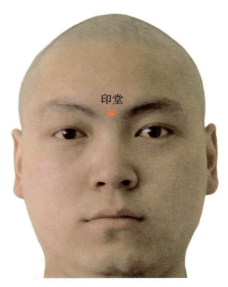

▲ 图 7-10　印堂穴

【操作】

点刺放血法：患者取坐位或仰卧位，常规消毒后，医者用左手拇、食指轻轻捏起穴周皮肤，右手持细三棱针，快速点刺数次（深度约 0.1 寸），双手拇、食指用力挤压，使出血 3～5 滴，然后用干棉球拭净血迹并按压针孔片刻。每日 1 次，3 次为限。

❀ 鱼腰

【定位】 在额部，瞳孔直上，眉毛中点（图 7–11）。

【操作】

点刺放血法：患者取坐位或仰卧位，常规消毒患侧穴位皮肤后，医者以左手拇、食二指固定穴位，右手持细三棱针快速点刺穴位数下，然后双手用力挤压穴周，令其出血数滴即可。每日 1 次，一般

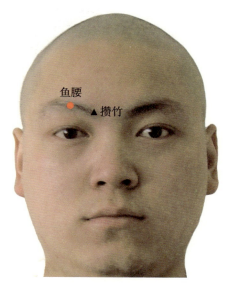

▲ 图 7–11　鱼腰穴

1～3 次即可痊愈。

近视眼

近视眼是指因在弱光线下学习、用眼过度、姿势不良或遗传因素等引起，以视远处模糊不清、视力疲劳等为主要表现的眼科常见病之一。

❀ **睛明**

【**定位**】 在面部，目内眦角稍上方凹陷处（图 7-12）。

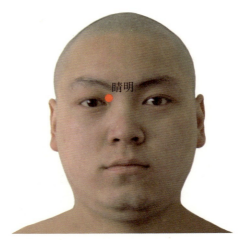

睛明

▲ **图 7-12** **睛明穴**

【**取穴**】 闭眼，眼内角内侧旁开 0.1 寸，并向上 0.1 寸处，即眼眶内缘与眼睑内侧之间即是。

【**操作**】

针刺法：患者取仰卧位，常规消毒后，用 1.5 寸毫针，针尖向对

侧眼内角方向斜刺 1～1.5 寸，施以小幅度提插捻转补法 3 分钟，直
至针感向眼眶周围放射，留针 15 分钟，每日 1 次，7 次为 1 个疗程。

❀ 承泣

【定位】　在面部，瞳孔直下，当眼球与眶下缘之间（图 7-13）。

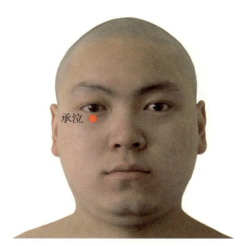

▲ 图 7-13　承泣穴

【操作】

　　针刺法：患者取坐位或仰卧位闭目，医者押压手将眼球推向上
并固定，刺手持 1.5 寸毫针快速刺入皮下，然后缓慢刺入 0.8～1 寸，
以患者自觉眼球发胀为度。进针时若有阻力可稍改变方向再进针，
禁止用猛力提插捻转，出针后用干棉球按压针孔 1～2 分钟，防止
出血。

❀ 劳宫

【定位】　在手掌心，当第 2、3 掌骨之间，偏于第 3 掌骨，握拳

屈指时中指尖处（图 7-14）。

【取穴】 半握拳，食、中、无名及小指轻压掌心，以中指、无名指端切压在掌心横纹上，此两指之间即是。

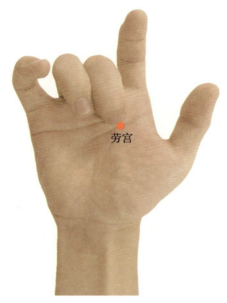

劳宫

▲ 图 7-14 劳宫穴

【操作】

灸法：患者取坐位或站位，医者持灸条点燃，在劳宫穴施以温和灸 7～10 分钟，以局部皮肤温热、发红为度。每日 1 次，5～7 次为 1 个疗程，疗程间隔 3～5 日。

❀ 球后

【定位】 在面部，当眶下缘外 1/4 与内 3/4 交界处（图 7-15）。

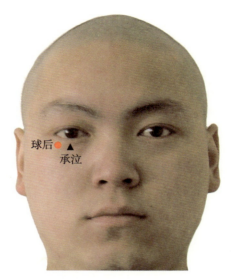

球后●　▲
承泣

▲ 图7-15　球后穴

【取穴】 正坐仰靠，闭目，先摸及眼眶下缘，将目内、外眦之间的弧线分成4等份，在眼眶下缘的外1/4折点处即是。

【操作】

针刺法：患者取仰卧位，常规消毒后，令患者向上看，医者左手将眼球向上推并固定，右手持2寸毫针，针尖略向上方，朝视神经孔方向刺入，若进针0.5～0.6寸受阻时，可将毫针轻轻提起，稍微改变方向再进针，当患者自觉有胀感和触电感时停止进针，不宜施行提插捻转手法。较敏感者或有晕针现象者，一般不必留针；中度敏感者或病情较重者，可留针30分钟；敏感度迟缓而视力极度下降者，可轻弹针柄，以加强刺激。缓慢出针，并用干棉球迅速轻压针孔片刻。每日1次，12次为1个疗程，疗程间隔3日。

慢性鼻窦炎

慢性鼻窦炎多由急性鼻窦炎屡发不愈所致，主要表现为鼻塞头痛、脓涕腥臭、不闻香臭，每因感冒等复发。中医学称之为"鼻渊"，因风寒犯肺，肺失清肃，或肺热，或肝胆火旺，移热于肺而成。

❀ 迎香

【定位】 在鼻翼外缘中点旁，当鼻唇沟中（图7-16）。

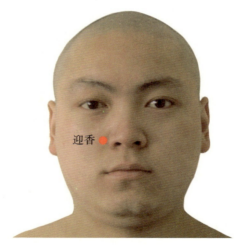

▲ 图7-16　迎香穴

【操作】

针刺法：患者取坐位，常规消毒后，用3寸毫针，向上斜刺1～1.5寸，以针尖抵至下鼻甲前上端为度，留针40分钟。每日1次，3～5次为1个疗程，疗程间隔1周。

鼻　衄

鼻衄，又称"鼻出血"，表现为一侧或双侧鼻中出血。多由火热迫血妄行所致，以肺热、胃热、肝火为多见，少数患者可因正气亏虚、血失统摄所致。

❀ 列缺

【定位】　在前臂桡侧缘，桡骨茎突上方，腕横纹上 1.5 寸，当肱桡肌与拇长屈肌腱之间（图 7-17）。

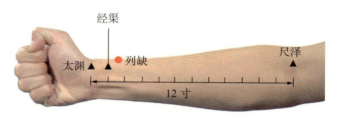

▲ 图 7-17　列缺穴

【取穴】　①两手张开虎口，垂直交叉，一侧食指压于另一侧的腕后桡侧高突处，当食指尖端凹陷处即是。②握拳，掌心向内，手腕稍下垂，腕后桡侧可见一高突骨，用力握拳时其上方凹陷处即是。③立拳，拇指向外上方翘起，先取两筋之间的阳溪穴，该穴上 1.5 寸桡骨茎突中部的凹陷处即是。

【操作】

针刺法：患者取坐位或仰卧位，常规消毒后，用 2 寸毫针向上斜刺 1.5 寸，施以捻转平补平泻法，一般 2 分钟内鼻衄可止。

❀ 孔最

【定位】 在前臂掌面桡侧，当尺泽与太渊连线上，腕横纹上 7 寸处（图 7–18）。

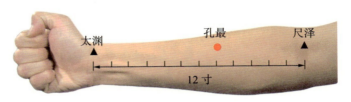

▲ 图 7–18　孔最穴

【操作】

点刺放血法：患者取坐位，医者用拇指在孔最穴周围绕穴按压，找到有明显压痛、酸胀或麻木处，常规消毒后，用 2 寸毫针垂直或向上斜刺 1～1.5 寸，施以提插捻转手法强刺激，以患者前臂有明显酸胀感，并能够耐受为度，每 3～5 分钟行针 1 次，留针半小时。一般取单侧穴位，重者可取双侧。

❀ 上星

【定位】 在头部，当发际正中直上 1 寸（图 7–19）。

【操作】

针刺法：患者取坐位，常规消毒后，用 1.5～2 寸毫针垂直刺入，施以捻转手法 1～2 分钟，待局部有明显针感后，卧针，针尖斜向鼻尖，继续施以捻转手法，使针感循经向鼻尖传导，其衄自止。

❀ 行间

【定位】 在足背侧，当第 1、2 趾间，趾蹼缘后方赤白肉际处（图 7–20）。

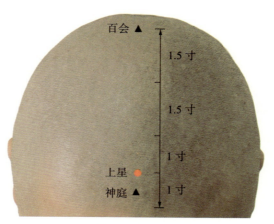

▲ 图 7–19　上星穴

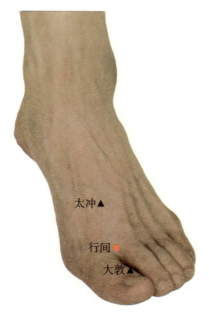

▲ 图 7–20　行间穴

【取穴】 足背内侧，第 1、2 趾之间连接处的缝纹头即是。

【操作】

针刺法：单侧鼻孔出血者，取对侧穴位；双侧鼻孔出血者，取双侧穴位。患者取坐位或仰卧位，常规消毒后，用 1.5 寸毫针快速直刺 1 寸左右，得气后施以提插捻转泻法强刺激，留针 3～5 分钟。

❀ 太冲

【定位】 在足背部，当第 1、2 跖骨间隙的后方凹陷处（图 7-21）。

【取穴】 足背，从第 1、2 趾间缝纹头向足背上推，至其两骨联合前缘凹陷中（约缝纹头上 2 横指）处即是。

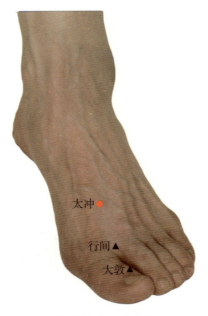

▲ 图 7-21 太冲穴

【操作】

针刺法：患者取仰卧位，常规消毒后，用 1.5 寸毫针快速直刺
1～1.2 寸，得气后，施以提插捻转泻法，持续行针约 5 分钟，留针
20 分钟，每 5 分钟行针 1 次。

❀ 少商

【定位】　在手拇指末节桡侧，距指甲角 0.1 寸处（图 7-22）。

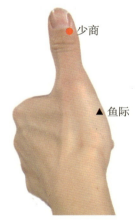

少商

▲ 鱼际

▲ 图 7-22　少商穴

【取穴】　仰掌，微握拳，拇指上翘，沿拇指甲基底部和桡侧缘
各作一直线，两线相交处即是。

【操作】

(1) 针刺法：患者取坐位，常规消毒患侧穴位皮肤后，嘱患儿平
视前方，以同一频率反复行"吸气、屏气、咳嗽"，在患儿将要咳嗽
的瞬间，医者持针与指甲边缘平行或与甲面成 30° 斜刺 0.1～0.2 寸，
不留针。本法取效的关键点在于进针手法，垂直点刺或吸气时进针

均无效。

(2) 推拿法：患者取坐位，医者站于患者前面，右手拇指按压患侧穴位，并用食、中指在掌侧相对用力紧捏（拿），以患者自觉有明显酸、麻、胀感，并向上肢传导为度，持续操作 1～2 分钟。大多数患者经如此治疗均能获效，若仍然出血，可于 5 分钟后再依法施术 1 次，以 2 次为限。

(3) 点刺放血法：患者取坐位，医者先从其上臂内侧往下循经推按，使局部充血，常规消毒后，用三棱针快速直刺 0.1 寸，出针后立即挤压穴位两旁，出血量为 3～4 滴即可。

(4) 火柴灸法：患者取坐位，单侧鼻孔流血者取患侧穴位，两鼻孔同时流血者取双侧穴位，将火柴点燃，对准穴位迅速点灸，操作手法宜轻，瞬间离穴，听到"啪"的响声即可，灸后局部可有米粒大小斑痕，一般无须特殊处理。若止血后又复流，在原处施术仍然有效，每日 1 次。

❀ 尺泽

【定位】 在肘区，肘横纹上，肱二头肌腱桡侧凹陷处（图 7-23）。

【操作】

针刺法：患者取仰卧位，常规消毒左侧穴位及周围皮肤，用 1.5 寸毫针在尺泽穴上方 0.2～0.3 寸处，快速将毫针刺入，调整针尖斜向下方，直至透过尺泽穴下方 0.2～0.3 寸处，待局部有酸、麻、胀等得气感时，施以捻转泻法强刺激 3～5 分钟，直至鼻衄停止，留针 30～60 分钟。若患者在留针时鼻血尚未完全停止，可适当延长行针时间，以鼻衄完全停止为度。

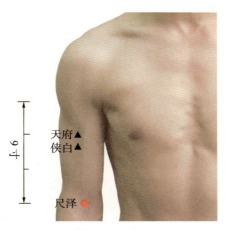

6 寸

天府▲
侠白▲

尺泽●

▲ 图 7-23　尺泽穴

急性咽炎

　　急性咽炎是由细菌、病毒感染所致，主要表现为呼吸困难、有喉鸣音、面色口唇发紫、烦躁不安，伴有喉痛、声音嘶哑、发热等症状。本病发病急促，好发于秋末及冬春季节，儿童多见。

　　🌸 **大椎**

　　【定位】　在颈后区，第 7 颈椎棘突下凹陷中（图 7-24）。

　　【取穴】　坐位低头，项后脊柱最上方可见一隆起，且能随颈部左右摆动而转动，为第 7 颈椎，其下缘凹陷处即是。

　　【操作】

　　拔罐法： 患儿取俯卧位，常规消毒后，用 1 寸毫针快速针刺 2～3 毫米，不留针，然后取不易传热的物质，如橘皮、大豆片等，置于大椎穴，上面放一酒精棉球，点燃后迅速扣上火罐，留罐 10～15 分钟，反复 2 次。

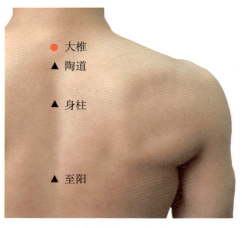

▲ 图 7-24　大椎穴

🏵 **少商**

【定位】　在手拇指末节桡侧，距指甲角 0.1 寸处（图 7-25）。

【取穴】　仰掌，微握拳，拇指上翘，沿拇指甲基底部和桡侧缘各作一直线，两线相交处即是。

【操作】

针刺法：患者取坐位或仰卧位，常规消毒后，用 0.5 寸毫针直刺 0.2～0.3 寸，施以捻转泻法约 1 分钟，留针 15～20 分钟，待患者疼痛明显减轻或消失，吞咽困难亦明显减轻时，将针退出，并放血 3～5 滴，用干棉球擦净，每日 1 次。

慢性咽炎

慢性咽炎是咽黏膜的一种慢性炎症性病变，主要表现为咽干、咽部不适，有异物感，局部黏膜充血、疼痛等。多因急性咽炎未愈，反复发作，转为慢性，或嗜好烟酒，刺激性气体、粉尘等长期刺激

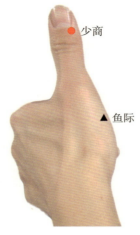

▲ 图 7-25　少商穴

所致。

🌸 **天突**

【定位】　在颈前区，前正中线上，胸骨上窝中央（图 7-26）。

【操作】

穴位注射法：患者取坐位仰头，常规消毒后，用注射器抽取 2 毫升葛根注射液，针尖沿胸骨柄后缘缓慢刺入 0.5～0.7 寸，待患者局部有明显胀感，若回抽无血，则缓慢注入药液。

🌸 **人迎**

【定位】　在颈部，横平喉结，当胸锁乳突肌前缘，颈总动脉搏动处（图 7-27）。

【操作】

电针法：患者取仰卧位，常规消毒后，用 1 寸毫针向喉结方向

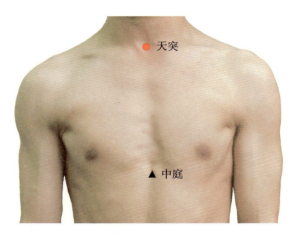

▲ 图7-26　天突穴

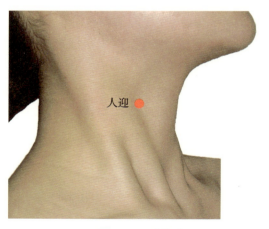

▲ 图7-27　人迎穴

平刺，不使用任何手法，接电针仪，连续波，电流大小以局部皮肤有节律地跳动且患者无不适为度，留针 20 分钟，每日 1 次。

✿ 涌泉

【定位】　在足底部，卷足时足前部凹陷处，约当足底 2、3 趾趾缝纹头端与足跟连线的前 1/3 与后 2/3 的交点上。

【取穴】　仰卧，五趾跖屈，再屈足掌，于足跖心前部正中凹陷处即是（图 7–28）。

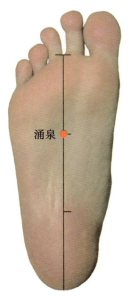

▲ 图 7–28　涌泉穴

【操作】

穴位注射法：患者取仰卧位，常规消毒后，用注射器抽取复方丹参注射液 1 毫升，快速直刺 0.5～0.8 寸，待患者局部有明显针感时，若回抽无血，可缓慢注入药液，出针后用酒精棉球按压针孔片刻。每 5 日 1 次，两侧穴位交替使用，3 次为 1 个疗程。

急性扁桃体炎

急性扁桃体炎，是由细菌感染引起的扁桃体的急性炎症，主要表现为咽部疼痛、扁桃体红肿增大、畏寒、高热等，甚者可化脓，若久治不愈，反复发作，亦可转为慢性扁桃体炎。中医学称为"乳蛾"，多为风热时毒侵袭，或脾胃蕴热，热毒上攻于咽喉所致。

❀ **少商**

【**定位**】 在手拇指末节桡侧，距指甲角 0.1 寸处（图 7-29）。

【**取穴**】 仰掌，微握拳，拇指上翘，沿拇指甲基底部和桡侧缘各作一直线，两线相交处即是。

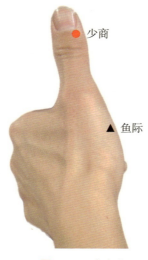

▲ **图 7-29** 少商穴

【操作】

穴位注射法：青霉素皮试阴性者，取坐位或仰卧位，常规消毒后，用注射器抽取青霉素皮试液 0.2 毫升，垂直刺入少商穴 2～2.5 毫米，待局部有酸胀感后，缓慢注入 0.1 毫升，每日 2 次，一般 4～6 次即可恢复正常。

❀ 鱼际

【定位】　第 1 掌指关节后，约当第 1 掌骨中点桡侧，赤白肉际处（图 7-30）。

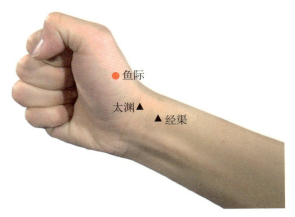

▲ 图 7-30　鱼际穴

【操作】

针刺法：患者取坐位，医者首先按摩患者双侧扁桃穴（在下颌角内下缘，颈动脉前方）1 分钟，常规消毒双侧鱼际穴后，用 1.5 寸毫针直刺 0.5～1 寸，施以捻转泻法强刺激，留针 30 分钟，每 10 分钟行针 1 次。每日 1 次，5 次为 1 个疗程。

❀ **孔最**

【**定位**】 在前臂掌面桡侧，当尺泽与太渊连线上，腕横纹上 7 寸处（图 7–31）。

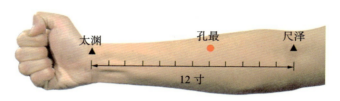

▲ 图 7–31　孔最穴

【**操作**】

针刺法：患者取坐位或仰卧位，常规消毒后，用 1.5 寸毫针，针尖略向上快速斜刺 1 寸左右，待局部产生酸、麻、胀等得气感觉后，施以小幅度捻转手法 1～2 分钟，使针感向上传导，直至患部疼痛明显减轻或消失，吞咽无痛感为止，留针 15～20 分钟，每日 1 次。

❀ **足三里**

【**定位**】 在小腿前外侧，当犊鼻穴下 3 寸，距胫骨前缘 1 横指（图 7–32）。

【**取穴**】 ①站位，用同侧手张开，虎口围住髌骨上外缘，四指直指向下，中指尖的所指处即是。②正坐屈膝，以本人之手按在膝盖上，食指抚着膝下胫骨，当中指尖着处即是。③正坐屈膝，用手从膝盖正中往下摸取胫骨粗隆，胫骨粗隆外下缘直下 1 寸处即是。

【**操作**】

穴位注射法：患者取仰卧位，常规消毒后，用注射器抽取适

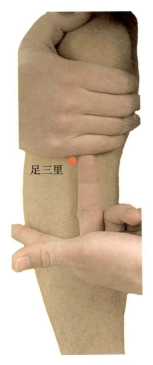

▲ 图 7-32　足三里穴

当药液，快速直刺 0.6～1.2 寸，得气后若回抽无血，则缓慢注入药液，每穴各半。每日 1 次，3 次为 1 个疗程，多数患者 1 疗程内即获痊愈。

牙　痛

　　牙痛，是指因各种原因引起的牙齿疼痛，是口腔疾病中的常见症状，可见于牙齿本身或牙周组织疾病引起的牵涉痛、三叉神经痛、全身疾病引起的牙痛等。

❀ 合谷

【定位】 在手背，第 1、2 掌骨间，当第 2 掌骨桡侧的中点处（图 7–33）。

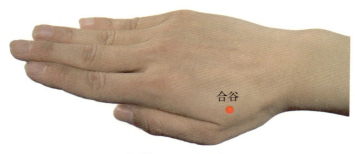

▲ 图 7–33　合谷穴

【取穴】 ①拇、食指张开，使虎口拉紧，另一手的拇指关节横纹压在虎口上，拇指关节向前弯曲压在对侧的拇、食指指蹼上，拇指尖所指处即是。②拇、食指并拢，两指掌骨间有一肌肉隆起（骨间背侧肌），隆起肌肉的顶端即是。

【操作】

针刺法：患者取坐位或仰卧位，对侧合谷常规消毒后，用 1.5 寸毫针直刺 1 寸，施以小幅度捻转手法 2～3 分钟、提插手法 10 分钟，再施以大幅度捻转手法强刺激 1 分钟，以患者自觉有强烈的酸、麻、胀感向上臂传导为佳，牙痛减轻后即可出针。

❀ 三间

【定位】 在手背，微握拳，当食指桡侧第 2 掌指关节后凹陷中（图 7–34）。

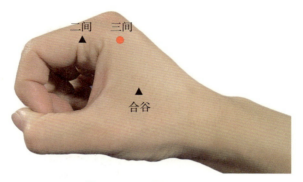

▲ 图 7-34　三间穴

【取穴】　半握拳，食指桡侧的掌背交界线（赤白肉际）上，食指掌指关节后缘凹陷处即是。

【操作】

针刺法：患者取坐位或仰卧位，常规消毒后，用 1~1.5 寸毫针垂直刺入，施以提插捻转泻法，使针感沿手掌传向前臂、肩颈直至口周，留针 20 分钟。

❀ 下关

【定位】　在面部耳前方，当颧弓与下颌切迹所形成的凹陷中（图 7-35）。

【取穴】　①闭口，由耳屏向前 1 横指处即是。②闭口，由耳屏向前可触及一高骨，其下方有一凹陷处即是，张口则该凹陷会闭合且突起。

【操作】

针刺法：患者取坐位或仰卧位，常规消毒后，用 2.5~3 寸毫针，取患侧下关穴斜刺 2 寸左右，直至患侧面部疼痛消失。

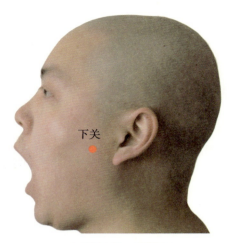

▲ 图7-35 下关穴

❀ 昆仑

【定位】 在足部，外踝后方，当外踝尖与跟腱之间的凹陷处（图7-36）。

【取穴】 正坐垂足着地或俯卧位，经外踝尖做一水平线与跟腱外侧相交，外踝尖与该交点连线的中点即是。

【操作】

针刺法：患者侧卧位，常规消毒后，用1寸毫针向内踝前缘斜刺0.3～0.5寸，待局部有酸、麻、胀感后，依据病情施以提插捻转补法或泻法，留针30分钟，每5分钟行针1次，一般1次即可获效。

❀ 内庭

【定位】 在足背，当第2、3趾间，趾蹼缘后方赤白肉际处（图7-37）。

【取穴】 仰卧或正坐，足背第2、3趾缝纹头向后上半横指，第

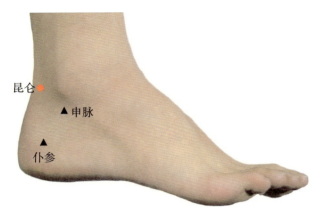

▲ 图 7-36　昆仑穴

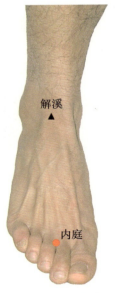

▲ 图 7-37　内庭穴

2、3 跖趾关节前凹陷中即是。

【操作】

针刺法：患者取坐位或仰卧位，常规消毒后，用 1 寸毫针直刺 0.5～0.8 寸，待局部有酸、麻、胀感后，施以捻转泻法强刺激，留针 20～30 分钟，每 5 分钟行针 1 次，每日 1～2 次。

❀ 大杼

【定位】 在背部，当第 1 胸椎棘突下，后正中线旁开 1.5 寸（图 7-38）。

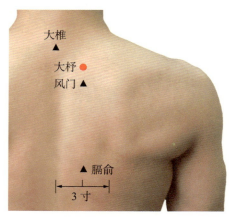

大椎 ▲
大杼 ●
风门 ▲
▲ 膈俞
3 寸

▲ 图 7-38　大杼穴

【取穴】 低头，颈背部交界处有一高突并能随颈部左右摆动而转动，即第 7 颈椎，由此向下推 1 个椎骨，即第 1 胸椎，该椎骨棘突下、后正中线旁开 2 横指处即是。

【操作】

针刺法：患者取坐位，常规消毒后，用 1.5 寸毫针快速斜刺 1.2

寸左右，待局部有酸、麻、胀等得气感后，施以提插捻转泻法强刺激，留针 20 分钟。每日 1 次，一般 1～3 次即可获效。

❀ 下关

【定位】　在面部耳前方，当颧弓与下颌切迹所形成的凹陷中（图 7-39）。

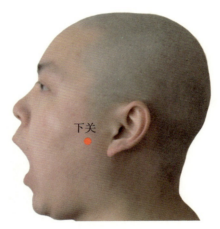

▲ 图 7-39　下关穴

【取穴】　①闭口，由耳屏向前 1 横指处即是。②闭口，由耳屏向前可触及一高骨，其下方有一凹陷处即是，张口则该凹陷会闭合且突起。

【操作】

(1) 针刺法：患者取坐位或仰卧位，常规消毒后，用 3 寸毫针直刺 0.2～0.3 寸，然后再向地仓或牙根部斜刺，待患者局部产生酸、麻、胀感时，施以平补平泻手法，留针 30 分钟。每日 1 次，一般 1～2 次即可获效。

(2) **穴位注射法**：患者取仰卧位，常规消毒后，用注射器抽取 2% 普鲁卡因 2 毫升，亦可加地塞米松注射液 10 毫克，快速刺入穴位约 1 厘米，待患者局部有酸、麻、胀感时，若回抽无血，则缓慢注入药液，每穴各半量，术毕用干棉球按压穴位片刻，每日 1 次。

❀ **翳风**

【**定位**】 在耳垂后方，当乳突与下颌角之间的凹陷处（图 7-40）。

【**取穴**】 将耳垂向后按，耳垂的边缘处，乳突前方凹陷即是。

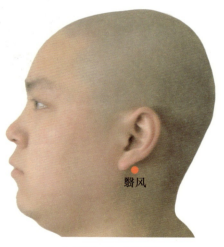

▲ 图 7-40 **翳风穴**

【**操作**】

针刺法：患者取坐位或仰卧位，常规消毒后，用 2 寸毫针快速直刺 1.5 寸，施以强刺激泻法，以患者自觉局部出现酸、麻、胀感为度，留针 20～30 分钟，每 10 分钟行针 1 次，每日 1 次。

齿　衄

齿衄，又称牙衄，多因胃火炽盛或阴虚火旺，迫血妄行而致齿龈出血，属西医学"牙周炎"的范畴。

❀ 隐白

【定位】　在足大趾末节内侧，距趾甲角 0.1 寸（图 7–41）。

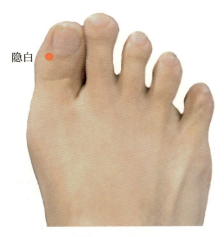

隐白

▲ 图 7–41　隐白穴

【取穴】　正坐垂足或仰卧，分别于足大趾趾甲内侧缘与基底部作一直线，两线交点处即是。

【操作】

灸法：患者取坐位或仰卧位，医者手持艾灸条，用温和灸手法，轮流灸双侧隐白穴，以患者局部温热为宜，每次 20 分钟，每日 1 次。

颞下颌关节紊乱综合征

颞下颌关节紊乱综合征为功能性疾病，主要表现为下颌关节运动障碍（开口过小、开口偏歪、开闭口绞锁），关节运动时弹响，关节区周围疼痛，多见于青壮年。

❁ **阿是穴**

【**定位**】 髁状突外侧后方压痛点。

【**操作**】

皮内针法：患者取仰卧位，常规消毒后，用 5 毫米长的皮内针，埋于阿是穴，每周 1 次，3 次为 1 疗程（图 7-42）。

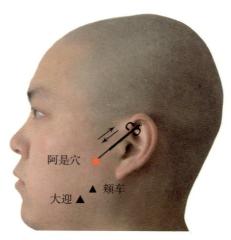

▲ **图 7-42** 阿是穴皮内针法